Preface

前言

不少人都觉得，自己现在的身体很不错，能吃能喝，没什么大病，根本不需要养生。但事实根本不是这样的。如今，社会日趋复杂化，多元化，人们的社会压力空前巨大。几乎所有人都处于亚健康状态，如果这种状态一直持续，得不到及时、良好地调整，那么势必会久积成病。

打个比方来说一下，我们的身体就好像一辆汽车，谁都知道，汽车每行驶几千公里就要保养一次，否则，发动机以及一些零部件就会加速磨损，汽车的使用寿命就会缩短。我们的身体也是一样的，如果我们的身体在一定时期内得不到保养维护，组织器官就会出现功能失常，也就是所谓的“亚健康”；假如这个时候你依然置若罔闻，就会导致组织器官出现器质性病变，即产生疾病；要是到了这个阶段你还不知道重视，慢性病甚至是绝症都有可能找上你，你再想要幸福和长寿，那就等于痴人说梦了。当今社会上流行着这样一句话，“年轻时用命挣钱，老了花钱买命”，说的就是这样的现象。为什么这样的悲剧会发生在我们身上？就是因为人们在日常生活中根本不注重养生，不明白养生对于生活、生命的重要意义！

据世界卫生组织统计发现：绝大多数人不是死于疾病，而是死于无知（忽视自身健康占总死亡率的70%以上，疾病多是自己造成的）。大家都以为，如果生了病，只要去找医生就可以了。其实医生也只是治好了你病发时的症状，使你不至于因病致残、致死，但你的身体并没有完全恢复到健康状态，还需要后续的调养和保健，否则很可能因为身体机能的下降而引发其他疾病。既然如此，我们为何不及早进行预防和保健，减少疾病的发生以及对身体的损害呢？健康，其实是掌握在我们自己手中的，只有进行科学合理的自我保健，才能获得理想的健康。早在5000多年前，我国第一本医书《黄帝内经》中就曾提到过："圣人不治已病治未病"，意思是说，一个真正高明的医生，不会等到疾病已经发生了再设法救治，而应在疾病尚未发生之前就进行预防。这就是我们所提倡的养生保健理念。真正一流的生活，需要你有一个健康的身体为基础，失去健康，也就失去了"享受"生活的本钱。所以，无论从哪方面讲，我们都需要养生！

本书从人体的各个方面谈养生，为读者介绍如何根据体质去养生，为广大读者讲述了常见的、历经千百年历史的传世良方，以及如何在细节之中谈养生。本书可以说内容具体、丰富，涉及面广，适合各个年龄段人。本书并没有专一介绍某种养生方法对于身体健康的影响，而是从饮食、季节、按摩、生活等方面来全面介绍，内容非常全面，语言通俗易懂。可以说一书在手，健康不愁。

医生秘而不传的养生秘籍

张霆 著

天津出版传媒集团
天津科学技术出版社

图书在版编目（CIP）数据

医生秘而不传的养生秘籍 / 张霆主编 .—天津：天津科学技术出版社，2015.1（2024.10 重印）

ISBN 978-7-5308-9539-9

Ⅰ.①医… Ⅱ.①张… Ⅲ.①养生（中医）Ⅳ.①R212

中国版本图书馆 CIP 数据核字（2015）第 010769 号

医生秘而不传的养生秘籍

YISHENG MIERBUCHUAN DE YANGSHENG MIJI

责任编辑：梁 旭

责任印制：赵宇伦

出　　版：天津出版传媒集团 / 天津科学技术出版社

地　　址：天津市和平区西康路35号

邮　　编：300051

电　　话：（022）23332369（编辑室）

网　　址：www.tjkjcbs.com.cn

发　　行：新华书店经销

印　　刷：三河市金兆印刷装订有限公司

开本 710×1000　1/16　印张 12　字数 143 000

2024年10月第1版第2次印刷

定价：49. 80 元

Contents

目　录

第一章　身体不好，都是自己惹的祸

第二章 养生不外乎细节，点点滴关乎生命

第三章 养生先养脑，神强必多寿

第四章 心乃五脏之主，生命之源

第五章 肝主代谢，养好肝才能排净毒

第六章 肺为气之本，肺好则全身气通

第七章 脾主藏意，脾胃一伤则饮食不化

第八章 肾主纳气，肾脏好则气血旺

第九章 工作再忙，运动不能少

第一章

身体不好，都是自己惹的祸

好好爱自己，长寿不是难事

“你想活多大岁数？”如果是你遇到这样的问题，你会怎么回答？我曾经问过很多人这个问题，结果居然非常一致，绝大多数人都认为：能够活到 80 岁，就算是高寿了。

根据国外机构研究表明，80 岁只是刚刚度过人生的三分之二，人的正常寿命应该在 120 岁左右。在《黄帝内经》中记载：“上古之人，春秋皆度百岁乃去，而尽终其天年。”唐代医学家王冰中解释《素问 · 上古天真论》中讲到，“度百岁乃去”中的“百岁”是指 100 岁；《尚书 · 洪范》注释“一曰寿，百二十岁也”。美国学者有人曾用细胞的分裂次数来衡定人的寿命，计算出的结果也是 120 岁。这样看来，我们的先贤祖先的智慧是多么的奇妙，与今天的测量不谋而合。

有人可能会说，120 岁对普通人而言几乎是不可能的。事实上，这并非是多么艰难的任务。2008 年，我国有关部门举办了第一届“中国十大寿星排行榜”活动。这次活动给我们带来了不少启示，让我们发现人活到 120 岁并非是一件困难的事情。很多长寿老人，尽管有 110 多岁甚至 120 多岁了，但说话的时候仍旧是精力充沛，走路的步伐也非常的沉稳有力，甚至有几位农村的老人还时常到地里帮家人干活。

但是，目前人的平均寿命为什么只有七八十岁呢？这一平均寿命为什么要比我们测算的少 1/3 呢？这是一个非常值得思考的问题。

在我身边，有不少的男性朋友喝酒像喝水，毫无节制。饮酒过量不仅会伤及脏腑器官、血脉，而且还会损害人的精神。也有不少人身上有很多不良习惯，早已经陷入健康误区，但自己却不知道。吃饭没有规律，总是饥一顿饱一顿，或者偏食等等，这些不良习惯都会对人体的代谢功能造成伤害，进一步加剧机体的老化速度。又如饮酒之后纵欲，既伤于身又劳于色，虽图一时的痛快，却不知体内的精气大大受损。另外，还有熬夜、吃夜宵、起居无规律等不良习惯，这些情况都会导致人疾病缠身而无法颐养天年。

每个人都想拥有一个完美的人生，都希望自己事业美满、家庭幸福，拥有一个健康的体魄。没有人希望自己的事业刚刚有起色的时候，身体突然垮掉。可惜，这些我们最不希望看到的事情每天都在不停地上演。其实，如若我们能保持良好的生活习惯，好好爱惜自己，颐养天年并不是什么困难的事情。

不久前，报纸上有这样一篇关于广州一家外企的工人的生活状态的报道，报道中说就是因为长期超负荷劳动，工人们的身心造成了极大的伤害。报纸上还刊登了这些工人的照片，照片中的工人双眼无神、沉郁疲惫的状态让我印象深刻。

没有了健康，一切都没有意义，这是大家都知道的道理，然而，很多人为了追求名利疲于奔命，以致心力交瘁。他们生病之后，甚至直到弥留之际才知道健康的重要意义。古人说“皮之不存，毛将焉附”，如果健康都没有了，那些拼了命获得的名利还有什么意义呢？

心不老，身体好

随着医疗水平的提高，人们的寿命在不断地延长，但是仍有不少人在中年时就未老先衰。可以说，现在疾病的种类越来越多，衰老的速度也越来越快。之所以出现这样的状况，其实都是我们自己造成的。

很多人因为工作压力大，身体一旦出现状况，就感觉自己身体在衰老，久而久之，身体也就真的变老了，这就是心理暗示的强大作用。生活中，不少人的身体是非常的健康，但是偶尔听说自己的同事住院了，一会儿又听说某个朋友因病中风了，于是觉得好像自己也要生病，这时候似乎病魔真的会找到他们头上。别看我说得这么邪乎，实际上也是有一定科学依据的。

20 世纪 90 年代，哈佛大学的兰格教授曾经做过一个实验，他曾在一个非常具有时代典型特征的小镇上，把镇子的状态恢复到 20 世纪 50 年代的样子，连冰柜中的饮品都是那时候的样子，黑白电视中也播放当时流行的音乐。兰格教授的实验对象是十几位老人，给他们进行正常体检后安排到这个镇子上生活。在这里，老人忘记自己的实际年龄，如同回到年轻时一样，在一起生活了几星期。后来，兰格教授又再次为他们体检，结果很让人吃惊，因为老人们的各类指标，包括血压、血糖、肺活量，甚至骨密度，都有了非常明显的变化。实验结束，当老人们重新回到自己的住所，教授再次为这些老人体检，发现他们所有身体指标和实验前的指标相近似，也就是他们意识到了自己的年龄和所处的时代。

这个实验能够告诉我们什么呢？可以证明我们之所以年老，心理上的暗示起到很大的作用。我们能够从一些生活现象中看出端倪，比如没有结婚的女孩子比结婚的看上去更加年轻。不管这个女人的年龄有多大，她始终认为自己是一个未婚女孩，就应该年轻些。而那些已经为人妇、为人母的女孩，每天都在为家庭操劳，在心态上就已经将自己归为“已婚妇女”的行列，因此就衰老得快。同样，大家也可以发现那些已婚的男士都会发胖，尤其是在40岁左右时，这与饮食结构、年龄有着必然的联系，但心理暗示的影响也是不容忽视的。他们感觉“我已经是一个已婚男人”“我是一个中年男人”，每天都有这样的心理暗示，自身也会按照这个方向去发展，这种现象的确非常可怕。

说了这么多，只是为了告诉大家一个道理，以后不要总给“老了”的心理暗示。一个人是否衰老，固然与身体状况有一定关系，但是有一个年轻的心态，才是延缓衰老、恢复青春的关键因素。

是药三分毒，药不能滥吃

人吃五谷杂粮没有不得病的，吃药也非常正常，但吃药是为了治病，所以吃药时应该慎重。有人觉得自己吃完药就没事了，没想到这可能潜藏着“地雷”，随时可能爆炸。

有一次我到医院看望一个朋友，看到他在病床上，拿着一大把药片，正打算往嘴里搁。由于生活不规律、饮食不调等问题，他经常腰腿痛。为了调理身体，我这位朋友有治疗各种疾病的药物，每顿都可能都会吃上一大把。看见我，朋友只能苦笑自己是“药罐子”，吃一半饭吃一半药。看见这种情景，我非常担心他的身体。

不少人有点小问题就吃药，尤其是白领人士，稍微感觉有些不舒服，就大量吃药，身体便成了一个“小药箱”。吃药虽然是解决问题最有效的方法，但是毕竟“是药三分毒”，若是吃药毫无顾忌必然会适得其反。

白领女性对疾病的抵抗能力差，尤其是干细胞的数量非常少，身体中所含药物代谢酶的活性低，其解毒能力不强，药物的副作用会加剧；再者，白领女性肾动脉的硬化、血流量减少、肾小球滤过率降低，导致药物残留从尿液排出的量不断减少，从而产生蓄积毒性反应。因此，白领女性在用药的时候，除药量应适当减少外，对于一些具有强大作用的药物最好慎用。此类药物具体来说包括以下几种：

1. 清热解毒类药

清热解毒类药物性偏凉，脾胃功能较弱、体质偏差的人如果用药，可能会导致胃痛、呕吐或腹泻等。最近几年，临床上已有多起人因为长期服用板蓝根等清热解毒药物引起胃黏膜出血、造血系统轻度障碍，甚至出现过敏致死症状，大家应该给予重视。

2. 壮阳药

年龄增长，性功能衰退是非常正常的生理状况，如果滥用壮阳药物，就等于竭泽而渔，对身体极为不利。要想延缓性功能减退症状，不妨从锻炼、饮食等方面进行调理。

3. 寒性药物

寒性药物对于正气有很大的损耗，虚寒体质的老人会有小便清长、畏寒肢冷、面色发白等特征，服用一些偏于寒性的药物极可能出现不良反应，从而加重阴阳失衡状态，对身体造成损害。

4. 泻药

大多数人的便秘是因为身体肥胖，腹部肌肉无力，肠蠕动减弱而导致的功能性便秘，如果靠泻药导泻，极容易出现结肠痉挛，使排便问题变得更加困难。若服用大量或浓度过高的硫酸镁、酚酞等溶液，甚至会造成脱水。

劳逸结合，才不会未老先衰

向我询问有关养生问题的人，有很大一部分是把身体累垮的。特别是一些知识分子、白领人士，这种情况非常普遍。他们属于社会之中的精英，无论面对家庭还是工作，他们都需在承受巨大压力的情况下奋力前行，身心皆损。如果我告诫他们要养护身体，他们都会说“没有时间”，在他们眼中许多事情都必须身体力行，哪里有空闲的时间？甚至有不少人每天休息的时间不足五个小时。可能在短时间内不会造成身体非常不舒服的情况，但是随着时间的推移，就会出现精神疲惫、腰酸背痛的症状，茶饭不思、睡眠质量开始下降。此时，如果将这些问题归于年纪大了而不注意必要的休息，继续劳作，早晚会将自己累垮。

没有时间休息的人，身体就会出现提前衰老的症状。人们在匆忙紧张的工作中还要承受巨大的压力，身体需要能量的配合；当这种压力持续作用在身体的时候（这也是目前多数人的生活方式），也就意味着我们的身体需要不断地进行分解，以产生更多的能量供给身体所需。但是，随着人们年龄的逐渐增长，人的健康贮备会随之减少，如果我们不能及时补充能量，如充分休息、疏解压力、适当运动、补充营养等，我们身体的抗压能力就会下降得非常快，免疫力也会降低，最终的结果自然是疾病缠身，有些人时常被口腔溃疡、感冒、失眠等疾病困扰。这些疾病都是我们身体加速老化的催化剂，并且在不断地加重着我们身体的老化程度。

为了不让身体继续衰老下去，及时休息是非常重要的。我们应该对我们的身体加以重视，要知道，身体的承受能力是非常有限的，该休息的时候必须要很好地休息，千万不能将身体毁掉之后，才猛然醒悟，如果到了那个时候一切就都来不及了。

因为工作上的关系，上班族有的时候必须要熬夜，熬夜之后的第二天中午一定要记得打个盹，这对身体的恢复有很大的帮助作用。神疲力乏者可以通过饮食调节的方法，缓解自身的疲劳。下面为大家介绍一个食疗方：准备海参 150 克，鲜人参 15 克，香菇 30 克，瘦猪肉半斤。青豌豆、竹笋各 60 克，味精、香油各适量。先将发好的海参洗净切块，香菇洗净后切丝，瘦猪肉洗干净之后可以切成小块，竹笋切片，上料同人参、青豌豆一起放入砂锅内，放入清水后一同煮熟，以瘦猪肉熟烂为度。最后即将出锅时，再加入精盐、味精、香油即可。这款双参汤，能够增补元气、强壮身体、消除疲劳。

情绪波动太大，小心一夜变白发

人是一种有感情的“动物”，每天都会因为各种事情而有着不同的喜怒哀乐。心情虽然是思想方面的问题，但是却会给我们的健康造成非常严重的问题。由于情绪过激、工作压力大等原因，人们身体衰老的程度在不断增加，一夜衰老的情况非常多见，历史上也曾有过这样的记录。

《千字文》是南朝梁武帝在位时写下的，根据唐代李绰《尚书故实》的记载，当时一个名叫周兴嗣的大臣犯了很大的错误，梁武帝为了惩戒这位大臣，要求他在一夜之间写出一篇千字构成的文章，并且不能有重字之处，否则第二天就要治他的罪。第二天，虽然这位大臣写下了《千字文》，但是一夜之间周兴嗣头发也变白了，这也是害怕、劳累而致。

“伍子胥过昭关，一夜急白头”的故事也是一个极为典型的例子。公元前522年，伍子胥从楚国逃离出来，但在吴楚交界的昭关，因其地势非常显要，又有重兵把守，过关逃离简直是不可能的事情。一夜之间，伍子胥急得头发都白了。这是急极、愁极而导致一夜之间满头白发。

这些故事都是经过史书记载的，并非是杜撰出来的。“一夜白头”虽然有很大的夸张成分，但情志过极的确能够让人一夜之间白头。原因何在？从现代医学角度讲，压力会对组织细胞造成损害，使人体DNA上染色体顶端的端粒变短，因此导致细胞的顶端位置不能正常工作，比如令皮肤毛细血管发生痉挛、毛乳头的黑色素生成发生障碍。在这种情况下，头发极容易出现变白的症状。

生活当中这样的事情并非是个例。有一个大型企业的员工，忽然有一天被安排在一个非常重要的位置，负责某个大项目。在感受到职位提升所带来的成就感时，他也感觉到了压力？假若这样带着压力工作三四个月，他会发现自己在逐渐地变老，具体表现可能是两鬓的白发、眼角的皱纹，或者出现种种的亚健康症状。

那么，怎样才能抗衰老，避免早生白发呢？

放松被认为是最好的“年轻药”，学会放松，快乐自然就不请自来了。我们应该冷静地对待各种突发症状，尤其是那些会对心情造成巨大起伏的事情，更应持平常心。遇到挫折的时候，一定要冷静，心平气和。若是已经安然度过，就不要再担心事情发生，自寻烦恼了。要保持开朗的心情、乐观的态度，提高心理素质。所谓知足常乐，只要将生活中的辛苦、得失视为过眼云烟，人方能自得其乐。用当下网络所流行的语言来说：“神马都是浮云！”

另外，还应注意不要长时间待在家里或是办公室内，要经常到公园或者是郊区进行散步、慢跑，运动能够缓解压抑的心情。当你感觉精神受到极大的冲击时，不妨到运动场上发泄一番。这样既可以消除心中的抑郁，也可以到户外感受外面新鲜的空气、温暖的阳光，以此化解内心的烦恼，休养身心。坚持这样做，不仅能保持一个健康平和的心态，而且还能够有效延缓衰老。

我为大家推荐一种养生佳品——黑豆。黑豆被称为“乌发娘子”，中医认为其性味甘平，有滋补肾阴、补肾强阴的作用，极为适合因为肾虚导致的白发问题。而且黑豆皮含有花青素，不但可以抗氧化而且能够抗衰老。因此，食用黑豆不仅能够滋润头发，还可延缓衰老。

我们平时不仅可以用黑豆制作豆浆，还可以煮黑豆水当作饮料。方法是取一定量的黑豆，洗净之后放入少许水，一起放入锅中煮沸，大约10分钟左右的时间，等水沸腾了，关火将豆子捞出来。注意不吃豆子，只要喝煮豆水就可以了。

越叹气，越衰老

生活中，无论是年轻人，还是老年人，都有着喜欢叹气的毛病。曾经有一位朋友与我交谈，我们交谈了半小时的时间，这期间，他一直在叹气，而且语气极为低沉，语速也不快，头默默地低着，不停地写写画画，只有在提问时礼貌性地抬起头。

我问他：“最近有什么事情烦心呢？听你一直在叹气。”谁知他叹了口气说：“唉，我已经习惯了……”

他说他总是感觉透不过气，然后就不自觉的深吸一口气，再叹出来，想让自己舒服一下，渐渐地，就习惯了。

我见他眉头上有一个很重的“川字纹”，脸上也有很深的法令纹，对他说：“一旦叹气成为一种习惯，你就离衰老不远了。”

人们总是说：“愁一愁，白了头。”中医也有一句话：“忧则疾生。”烦闷忧愁的情绪对健康的危害极大，它是衰老的催化剂，一旦让忧愁烦心，必然会对身心造成极大的伤害。

从中医的角度来看，我的这位朋友是非常典型的气郁体质。气郁体质者经常会叹气，就是“善太息”，也就是将心里的忧愁“叹气”全部叹出来。而且这类人大多体型偏瘦，常感到情绪低沉、闷闷不乐，还时常有两胁胀痛、健忘、失眠等症状，《红楼梦》当中的林黛玉就是典型的气郁体质。

中医认为，生命活动的维持需要气的推动。当气不能向外时就会在体内结聚。心情不畅通就会气郁，如果长期不得调理，就会造成血液循环不畅，引起痰湿、血瘀，很多疾病也就孕育而生。

随着社会的竞争越来越激烈，人的压力也就随之增加，导致诸多人精神紧张、心理压力过重，气郁的情况也会越来越严重。人喜欢叹气，是因为气机不畅，人就感觉胸闷，通过叹气的方式梳理气机。

以我个人的观点来看，假如您希望改善气郁体质，最关键的就是合理休息，并且懂得将心中的郁闷释放出来，选择些轻松点的有氧运动，多亲近大自然，改善自己的心情。做到了这些，心情自然就会变得开朗一些了。

当我们心情抑郁、工作压力较大时可以适当吃些逍遥散。逍遥散可以从血虚、肝郁、脾虚三个方面调节个人的情绪，药店里也有根据逍遥散制成的逍遥丸。

心若淡泊，身便轻松

我与一位德高望重的老人家聊天的时候，谈到了一些人情是非的问题。我说："老师，您天都要各地去讲学，这样奔波不劳累啊？"

"不累啊，虽然我的事情多，但是我心不累。"

我觉得老师的话非常有哲理。很多人就是因为心中有无穷的欲望，人忙心也累。人心和人性逐渐失去了方向，所以他们会时常感觉疲惫。有的人在追求养生的时候，一边天天锻炼身体，三餐营养均衡，另一边却是杞人忧天的担心。这样的人很多事情都放不下，也就很少能成功。

2000 年前，秦始皇为了寻找长生不老药，派了八百童男童女去往东海求药，可却一去不回。古代的帝王哪一个能江山永固的，他们都不惜耗费钱财、精力制造抗衰老的药；但是，他们在服用滋补药物的同时，却恣情纵欲，不注意调养生活习惯、改掉不良的情绪。这些不良的习惯都会对精血造成损伤，更耗伤他们的精气神，这也是人体衰老的一大根源。

若想延缓衰老，一定要将功利之心放下，轻松面对周围的人和事。如果整天将一些身外之物放在心上，心神和心血就会受到很大损害，这样下去身体会非常迅速地衰老。其实，抗衰老的灵药就在我们心中，可惜的是，很多人在追求养生的道路上，急于求成，在如此急切的状态下，追求进补之药、速效之功，结果不清楚自己的体质就胡乱进补，这时的补药要比穿肠毒药更加毒，这些人就等于是慷慨赴死。

其实，养生防衰老其实就是一个养心、养气、养神的过程，与其花那么多的精力和财力去追求名利，倒不如及时呵护一下我们的内心。

养生的过程可以通过“玩”的方式来实现，可以从自身的兴趣出发。这样做不仅可以满足自身的心理需求，而且还能起到运动的效果。比如，有的人喜欢打太极拳、揉核桃，就是通过穴位刺激的方法，锻炼手的灵活性，从而起到缓解衰老的作用。很多人还喜欢放风筝，这项运动既能锻炼我们的颈椎和肩部，还能让人们吸收到户外的新鲜空气，从而让大家在玩的过程中达到延缓衰老的目的。

奢侈有余，贼心害性，故易折寿

一个春日的下午，我与一位好朋友聊天，他谈到，在一次宴请当中，一张桌子 10 个人，居然有 7 个人都拿出胰岛素进行注射，那样的场景真是让人感到吃惊。于是朋友感慨，以前受穷的时候什么毛病也没有，现在富了，大多却都患上了糖尿病。

他的话让我联想起《福寿论》当中的那段话：“贫者多寿，富者多促。贫者多寿，以贫穷自困而常不足，无欲以劳其形，伐其性，故多寿。富者奢侈有余，贼心害性，故易折其寿也。”生活好的人吃得好、穿得好。出门车接车送，在原本已经很富有的情况下，还要费尽心思让金钱翻倍，在这种情况之下，他们的身体大多是不健康的。也许这就是天之道，损有余，以补不足，你在某一方面多了，而在另外一方面就会少。

德国哲学家尼采有一句名言："人生的幸运就是保持轻度贫困。"从某种意义上说，有贫困感的人非常容易感受到快乐，他们心中没有太多的欲望，于是"望外"之喜就多。相对于富人而言，轻度贫困者的身上并没有太多的大悲大喜，情绪比较稳定，可以保证自己的生活安定、身体健康、家庭和睦，这样怎么会不长寿呢？尼采的名言同《福寿论》中的那段话有异曲同工之妙，我每次朗读都受益匪浅，心有所得。

欲望就是穷人与富人间的最大区别。富人欲望多，挣了 10 万后，就想再挣 100 万，挣了 100 万又想挣 1000 万，欲望是无穷无尽的。穷人大多数都喜欢知足的，因为缺少进取之心，所以欲望就会降低很多。

欲望就像火，如果善于利用，它能帮助我们的生活，比如煮饭烧水，给人温暖。但是如果不能很好地控制住，火就会窜出来，酿成火灾，不但会烧掉房屋和衣物，还极可能让自己葬身火海。古人说："有欲则邪得而入之，无欲则邪无自而入。"

江苏如皋是一个非常著名的长寿之乡，那里有不少百岁老人。几年前我曾去那里旅游，曾经向这里的老人请教长寿经验。这些经验对城市人非常有帮助，因为如皋与其他长寿之乡不太一样，因为此地并不是在远离城市的崇山峻岭之中，而是地处长江三角洲城市圈内，与南京、上海等国际大都市比邻而居，接近苏杭等旅游胜地，自然环境并不是很奇特。那么为什么这里的老人大多长寿呢？

关键就是他们没有被欲望所累赘，长寿老人重视与人为善和融洽的人际关系，善于营造和谐喜悦的家庭气氛。我见过一位 112 岁的如皋老人，在那个阳光明媚的早晨，在一个农家小屋中，一位老人悠闲地坐在小院中剥玉米，温暖的阳光均匀地映在她满是皱纹的脸上。一只母鸡带着一群小鸡在其附近觅食。透过这幅和谐、宁静的图画，完全不用多问，我已经从老人的脸上的笑容中看出了长寿的秘诀。

一个人的健康长寿并非取决于一个人地位的高低、财富的多少，最关键的就是拥有一个平静的内心。如果整天追求名利，在嫉妒、忧愁、愤怒和恐惧中过着生活的每一天，心灵没有一丝的平静，又怎会健康长寿呢?

莫生气，气大伤身

中国人总是习惯将发怒当成是“生气”，其实“生气”是中医方面的词汇，因为，中医认为，人若是一发怒，身体内的气就会向上涌，故而得名。

不光是人，很多动物都会生气。动物一生气就会打架，因此，生气的主要目的就是为打架做准备。动物通过“生气”的方式调整内分泌，以打斗的方式调节内分泌。这如同国家的紧张备战的状态，国家面临战争威胁时，就会立即进入 A 级备战状态，调用大量的资源为战争服务。若是没有受到战争的威胁，那些紧张投入的资源就白费了。动物生气也是如此，打斗之前，动物就会整合身体的全部资源，让身体机能进入战斗的预备状态，等到来自外部的威胁解除，这些临时征调的资源也就白费了，必须排出体外，或再把它们调回去。因此，生气就是损耗资源、能量的行为。

生气不仅会损害身体的气血能量，更是人体致病的重要原因。正是由于生气对人体有很大的坏处，所以在抗衰老的过程中，白领们必须做到“不生气”。我曾经求教一些长寿老人，无论男女，无论城市与农村，这些长寿老人都有一个共同点，就是具有良好的心态。不爱生气。在这里需要确切说明的是，不生气并不是让你生闷气，有气也憋在心中。这样做不但不利于健康，还会使身心饱受折磨。

生闷气的情况时常在夫妻间发生。通常情况是妻子喋喋不休，不停地翻旧账，发怨气，而丈夫绝大多数都是不回应，一语不发，“任你风吹雨打，我自闲庭信步”。这样看似男人胸襟宽广，其实无益于解决问题。不但如此，还可能对双方的身体造成巨大的伤害。

为什么这样说呢？从妻子这一方而言，妻子就如同一个没有对手的拳击手。只能对着空气挥拳，心中的怒气显然不能发泄出来；而丈夫尽管看上去有那么点好男不跟女斗的大度和包容，实际上也是在挑战自身的极限。通俗一点说，对大多数男人而言，这并非是真正的大度与包容，而是忍气吞声，是一种没有办法的压抑行为。

因此，我再三强调千万不能自己生闷气，而是需要修养身心，开阔自己的心胸，这样才可有效地包容别人的过错，根本不产生生气的念头。生气是由一个人的内因引起的，很多时候，再好的医生也没有让病人不生气的药方，病人由自己的内心中慢慢地克服。必要的时候，我们可以通过改变生活方式的方法来调节自己的心情。

实际上，生气就是用别人的错误给自己以惩罚，这也是人类最愚蠢的行为之一。

在生气后，我们必须要想方设法将生气给身体带来的危害降低到最小。最简单的方法就是对脚背上的太冲穴（足背第一、二跖趾关节后方凹陷处）进行按摩。让向上升的肝气得到舒缓。此时这个穴位会非常的疼痛，必须进行反复的按摩，一直到这个穴位不感到疼痛。爱生气的人，平时可以多吃一些疏通肝气的食物，如山药、陈皮等，也能采用热水泡脚的方式，最好泡到肩背出汗。

第二章

养生不外乎细节，点点滴关乎生命

中药是“药”，不是“茶”

很多上班族都喜欢喝茶，还常常为自己泡“保健茶”，实际上就是一些中药茶饮。殊不知，长期饮用这样的茶对身体健康是无益的。俗话说得好：“是药三分毒。”身体出现疾患的时候这些药会在治疗疾患的同时对身体产生一定的毒副作用；身体健康的时候，这些药同样会对身体产生毒副作用，进而危害身体健康。下面就来为大家介绍一些常见的，而又应该杜绝的中药茶饮：

一、胖大海

它是常见的上班族茶饮，而实际上，胖大海是不能泡茶饮用的，有的人甚至会出现过敏反应，如皮肤瘙痒、口唇水肿等。还可能出现大便溏稀、胸闷等。老年人、脾虚者更要慎用。

二、银杏叶

喝未经处理的银杏叶茶很可能出现阵发性痉挛、神经麻痹、过敏等副作用。

三、决明子

长期喝决明子茶会导致腹泻。

四、甘草

甘草里面含有甘草酸，这种物质有肾上腺皮质激素样作用，会促进水、钠潴留，增加排钾量。长期、大量喝甘草茶，会导致水肿、血压上升、血钾下降、四肢无力等症，肾病患者更应慎用。

五、野菊花

一小部分人在饮用野菊花茶后会表现出胃部不适、胃纳欠佳、肠鸣等症。

……

其实，像这样不能随意饮用的茶还是很多的。实际上，中药茶饮是适合有较轻疾病、慢性病患者的，现代人却常常误将养生、保健、治未病混淆在一起，加上中药药材为天然草木，通常被认为是无害之品，可随意饮用。

事实上，滥用药茶对健康是有危害的。中医和养生是两个完全不同的概念，我们应当分辨清楚，用中医治未病的方法并不可靠，因为没病到医院去开药，大夫也不会开给你。对于什么都不偏的人来说，每天喝清热解毒茶，会损伤阳气，久而久之，反倒对身体健康不利。预防疾病应当从饮食、起居几方面来调理，不能动不动就用药去预防，因为药的主要作用还是治病。

南方人常常会将当归、黄芪等与肉类食物一同烹饪，殊不知，血稠的人经常食用黄芪很容易导致淤血。当归为温补之品，能够治疗虚寒型痛经，但对湿热者无用。

再比如人参，是温补之品，有的人吃过人参后会出现嘴上起泡、失眠等症状，这类人很可能属于燥热体质。高血压患者通常不宜食用人参，但部分患者属虚寒体质，此种高血压患者应用黄芪、人参，血压能够降下了，但是食用治疗高血压的龙骨牡蛎汤血压反而会上升，还会导致胃肠不适。这是因为，虚寒体质者应当用祛寒之法降压，由此我们也能看出，中药茶饮饮错体质也是不行的。

乱了生物钟，健康大受损

我们都知道，睡眠是人的一生之中不可或缺的过程，通常情况下，我们每天都应保持 8 小时以上睡眠时间，同时保证高质量睡眠。若睡眠时间不足、睡眠质量差，就会对大脑产生负面影响，大脑处在疲劳状态，必然会影响大脑功能。

如果晚上由于应酬、聚会等睡眠不足，或因为思虑过多等导致睡眠质量差，可以在中午小睡片刻，以提升精神头。一日之中，清晨太阳升起，太阳在上午逐渐升高时，自然界的阴阳为阳长阴消，阳气逐渐增多。此时应当以动养为主。因为动能生阳，尤其对于阳气虚的人来说，此时养阳，比其他时段效果更佳。

下午到傍晚的时候，太阳会逐渐降落，此时自然界中的阴气开始增加，应当利用天时，开始静养，因为静能生阴，尤其对于阴虚者来说，此时最适合养阴。也就是说，我们顺应大自然的规律，顺应生物钟，就能够达到非常好的养生目的。

如果一个人打乱了自己的生物钟，身体内的激素分泌量就会紊乱，进而导致人神经紊乱。一个人如果可以顺应人体生物钟养生，时间久了，就能够感受到顺应生物钟对身体健康的好处了。

若白天工作的时候不打瞌睡，晚上睡觉的时候不起夜，上床的时候能够迅速入眠，那么说明你的生物钟很正常，身体健康。

我们每个人都有自己的生物钟，若长时间悖离生物钟生活的话，原本的生物钟就会紊乱，所以，应当尽可能顺应我们人体内部的生物钟规律去养生。

生活中，我们有时可能会产生出这样的感觉：全身懒洋洋的，身体有重重的感觉，而有时却精力旺盛，身轻如燕。一个人为什么会产生出这两种迥然不同的现象呢？实际上，这就是我们体内生物钟节律“捣的鬼”。生物钟就像我们人体中的无形时钟，每个人的生物钟节律都是不同的，但生物钟的总体规律一致。那么，我们如何根据生物钟规律来养生呢？

一、上午 8:00 ~ 11:00 ，这段时间我们可以进行写作、思考等事宜，将一天中最为艰巨的任务放到此时完成。

二、上午 11:00 ~ 12:00 ，这段时间人的头脑最清醒，可用来解决一些问题，或是作出复杂决策。

三、12:00 ~ 14:00 ，会出现困乏，最好午休片刻。

四、14:00 ~ 16:00 ，这段时间为一天之中情绪最佳的时间段，适合进行商业社会活动。

五、16:00 ~ 17:00 ，此时思维开始活跃，可将一天之中最为重要的活动放到这个时候做，并且此时为长期记忆的最佳时间段。

六、17:00 ~ 19:00 ，此时人体体温最高，可做些体育运动，利于夜间顺利入眠，提高睡眠质量。

七、19:00 ~ 22:00，此时可讨论些较为严肃的话题，或者进行适宜学习。

八、22:00 ~ 24:00 ，此时应当准备休息，进入深度睡眠状态，让各个脏器都能够放松下来。

养成睡眠好习惯，自然睡、自然醒

很多人都会犯这样的常识性错误，认为大脑即为人体司令部，身体各个部位进行的各种活动都可通过大脑支配完成，因此，睡眠质量较差的人就会要求自己“赶紧睡吧，什么都不要想”，有的人还会通过“数羊”的方法来催眠自己。

通过上述方法强迫自己入睡是不正确的，它会让大脑相应的兴奋状态进一步强化，生理上的正常的睡眠就要需要更大的压制才能够进行。所以，这些失眠者就会更加难以入睡，出现睡不着——苦恼——更加难以入睡的恶性循环现象。最终还是会进入到睡眠的状态，因为人体强烈的生理需要是不可抗拒的。

等到第二天起床，失眠者可能还会想：昨晚失眠了，今天的精神可能不佳，学习、工作的效率也不会太高，于是一脸疲惫，一身颓废地就出门了。这种消极的心理状态又会让人消极地对待一天的生活，等到晚上，一切的任务都结束的时候，失眠者又会对睡眠产生焦虑，引发又一次的失眠。这种循环可能会持续几天、一周、一年，甚至更长的时间，直到你的心理状态调整过来为止。如果长期处于这种状态，就会对我们的精神状态、心理状态等造成一定的影响，会对我们的工作、学习、社交等产生负面影响，使我们的生活出现“一团糟”的现象。

而且睡眠的不足还会导致记忆力下降、注意力不集中，身体疲乏、无力，时间长了，还可能会造成精神类疾病。

其实，我们在睡眠的时候，完全不用去主动控制自己的睡眠，应当从自己的生活习惯入手，让自己进入主动的睡眠状态。睡眠是人的一种正常的自然反应，我们只要将自己的生物钟调节好，正常的睡眠基本上就不成问题了。

不能熬夜，也不要强迫自己入睡。熬夜会扰乱我们的生物钟，等到白天时会让我们感到疲乏、困倦，打盹的时间很可能就会增多，影响正常的工作，如果午睡时间过长，就又会造成失眠的现象。

当然了，没有睡意的时候也不要强迫自己入睡，要顺其自然地睡，当你不控制自己的情绪和思维时，便很快就能睡着了。

其实，每个人都会出现一两次睡眠不佳的状态，只要不是经常性的失眠，就不会对我们的身体造成影响。如果偶尔失眠了，我们可以听一些轻柔的音乐，同时放松我们的身体、大脑，能够起到很好的促进睡眠的效果。还可以喝一杯热牛奶或喝一些其他促进睡眠的饮品都能够让你尽快入睡。

再来说一下自然醒，很多人在冬天都会有赖床的习惯，其实这个习惯很不好。因为到了正常醒来的时间，我们还要继续拖延睡眠的话，就会让大脑做很多无谓的思考，从而加重我们大脑的负担，起床后会觉得头昏昏沉沉的。此外，自然醒后一般都会产生饥饿感，如果因为赖床而不吃早饭，对我们的胃也会有一定的损伤。

而且，醒来后再睡“回笼觉”会让我们感觉浑身无力、疲乏，还可能会影响到我们的食欲。

可能繁忙的工作、忘情的游戏、催人泪下的节目等让你无法保证按时睡眠、自然醒，此时，你应当采取一些措施：

1. 定时。一旦醒来，就坚决不能够再睡回笼觉。

2. 深呼吸。起床以后，要多做几次深呼吸，让自已精神舒畅一些。

3. 香味。可以在家里多摆放一些香草植物，香味会刺激脑部提高知觉能力，赶走睡意和疲劳感。

4. 阳光。早晨起床一定要拉开窗帘，让阳光照在身上，血清素在阳光的刺激下会加快身体的新陈代谢，能让你更快地清醒。

5. 声音。要经常设闹钟，要选择舒缓、悦耳的声音来唤醒你。

顺其自然入睡，养成自然醒的好习惯，能让我们的精力更加充沛！生活中有的人常常会在凌晨 1 ~ 3 点的时候醒来，并且头脑清醒，这并不是正常现象，可能是患上了“家族性睡眠提前综合征”，这种疾病源于体内的一个突变基因。虽然对人体伤害不大，但会影响生活质量，若频繁出现这种现象，应及时诊治。

别忽略，男人也有更年期

《华严经》里说：“一切诸果，皆从因起。一切诸报，皆从业起。”

男人到了中年以后是特别需要照顾的，无论是身体上还是心理上，因为他们承受着来自工作、老人、孩子的多方面的压力。很多人都因忙于工作而忽略了自己的身体，导致身体出现了问题。

生活中这样的男人不在少数，他们往往是事业上开始有很大起色的同时，身体却垮下去了。慢慢地，他们身上开始出现很多的小毛病。等到退休以后就成了身体不行，无所事事的“居家男人”了。

我有一个朋友，因为身体原因一直待在家里。身边的人都觉得他像是变了一个人似的，总是喜怒无常，让家人们不知道如何是好。而且总为一些小事情和爱人吵架。不仅如此，出去买菜时他会和菜贩吵架，去超市买东西又会和售货员吵……有时候劲头上来了就谁也不服，觉得自己丝毫没有错。

有时候把妻子气得不行，他又会嬉皮笑脸地去“求饶”，让人哭笑不得。妻子说他就像一个小孩子，晴雨不定。

其实，他在情绪上的反复变化属于更年期的症状。男人的更年期其实是相对于女性更年期的一种简单的说法，确切地说，医学上把它叫作“中老年男子部分雄激素缺乏综合征”。很多男人在过了50岁之后，睾丸开始萎缩，同时睾丸所分泌的睾丸素（也就是雄性中活力最强的部分）的含量也会下降。这是导致男性更年期产生的根本原因。所以从那以后，男人便由之前的体力充沛、身体强健向着另一个年龄段过渡了。

打个比方，男人们刚开始时都坐在一艘快速游艇上，可是游艇的油逐渐地消耗殆尽，他们便换到一只竹筏上去了。不过换船这个过程不是一蹴而就的，中间肯定会出现颠簸，而这种现象反映到身体上，就是气血的运行失去了平衡。

人在步入更年期以后，身体上都会出现大大小小的症状。女人表现为浑身发热，爱出虚汗，脾气暴躁，而且月经不规律，这些都是绝经前后的表现。男人则表现为脾气倔强、拧巴，偶尔会做出一些别人无法理解的举动。反映到身体上可见的变化，就是性功能降低，肚子变大等。另外，胳膊上的肉也会变得松弛下来，做事很难提起精神。但是男人为了面子，通常会做些伪装，只是在一些小事上会发发牢骚，犯点倔。

其实，男人的更年期是从中年到老年的一个过渡，所以男人们不用太过紧张。虽然有时候会出现情绪不稳，容易波动，但也不用过于苦恼。每个男人都会经历更年期，只是个体间有差异，反映的程度不同罢了。

处于更年期时，可以常喝些菊花鸡肝汤。准备菊花和银耳各 15 克，茉莉花 30 朵，鸡肝 100 克。烧开一锅水，然后加入适量的盐、姜、料酒，把银耳和鸡肝一起下入锅中，等鸡肝熟后，再向锅中加入菊花和茉莉花。需要注意的是，一定要在鸡肝快出锅的时候再放这两种花，这两种花不能煮太长的时间。在中药中，菊花和茉莉花都是芳香的药材，可以帮助解除内心的郁闷，如果煮的时间太长的话，芳香的气味会散尽，效果也就不明显了。

阴虚、气郁的男人，更年期不可轻举妄动

有的男人到了更年期并没有什么特别的感觉，一切都像以往一样，

很平淡地就度过了更年期。其实，更年期症状的表现程度与个人的体质有很大的关系。通常来讲，阴虚或气郁体质的男人到了更年期以后情绪变化会比较明显。

那么怎样区分阴虚体质和气郁体质呢？

阴虚体质的患者，形成的主要原因是津液精血等阴液缺乏。如果是身体内的阴液不足，如同缺乏雨水滋润的植物。如果日常经常出现失眠多梦、口渴、头昏眼花、爱出虚汗，经常心烦气躁，那极可能是阴虚体质。假如我们自身的情绪不稳定，总是觉得情感低落，时常自己叹气，那么很有可能是气郁体质。如果是青壮年时期，如果有阴虚或者气郁的倾向，那么人过中年之后，更年期的表现就会比较明显。

男人们如果要想平稳地度过更年期，就得在更年期到来之前保养好自己的身体，积极预防。在这里给大家一些我的个人建议：阴虚体质的男人不要多吃温燥的食物。像葱、姜、蒜、花椒、茴香、辣椒、韭菜、虾、桂圆、核桃、荔枝、桂皮、樱桃、羊肉、狗肉等；可以多吃些酸甘的食物，如石榴、黄瓜、菠菜、葡萄、枸杞子、枇杷、桑葚、柠檬、柑橘、甘蔗、丝瓜、香蕉、罗汉果、苦瓜、苹果、银耳、燕窝、黑芝麻等。在夏天的时候可以榨点新鲜莲藕汁喝，补脾胃效果很好。

对于常常感到郁闷，经常唉声叹气的气郁体质者，平时可以多吃金橘、白萝卜、山楂等食物，可以改善心情。这里为大家介绍一个治疗郁闷的偏方，大家在吃橘子的时候，把橘皮留下，晒干后就是一味很好的中药——陈皮，可以治疗气郁。把陈皮和两倍量的生姜一起泡着喝，就成了非常不错的一个药方——清气姜橘饮。很多人都觉得这个药方不错，只要一天一杯，就可以解除内心的郁闷。除此之外，还可以泡点玫瑰茶，也能够舒缓内心的郁闷情绪。

阴虚体质的男人可以喝点虫草老鸭汤，但是由于虫草太贵，所以平时只吃鸭子也可以。但是对于鸭子有一句话需要记住“嫩鸭湿毒，老鸭滋阴”。所以在吃的时候一定要挑选老鸭肉。

虫草老鸭汤（介绍具体做法）

主料：鸭 1000 克

辅料：干枣 6 克、冬虫夏草 9 克

调料：姜 5 克、大葱 5 克、料酒 5 克、盐 3 克

制作步骤：

1. 将宰杀的鸭子清洗干净，控干水分；
2. 红枣洗净去核；
3. 姜切片，葱切段；
4. 将葱、姜、虫草等原材料放入鸭腹中，用牙签封口；
5. 将老鸭放入小锅之中，加入适量盐、清水、料酒；
6. 然后将小锅放入倒好水的大锅中，隔水以文火炖 1 个小时。

功能主治：喘咳短气、肺肾两虚，气阴不足，免疫能力下降；润燥止咳、滋阴润燥。

顺应四时，是最佳的养生之道

中国古代的养生学家提出养生要顺应四季变化，适应气候之寒暑

交替、风雨干湿等变化，及时调整自己的情志，到充满轻松、愉悦氛围的地方去休息，节制房事，防止过度劳累等，只有这样做，身体的抵抗能力才能处在良好的状态，整个人才不易生病，可以强壮身体，延长寿命。

人为万物之长，可即便这样，人也不能脱离大自然的怀抱，我们的生活会经历四时变化，我们一定要认识到大自然发展的规律，了解寒暑气候变化与人体虚实变化间的内在联系，才能顺应自然养生。

人的生命是有一定规律的，现代医学将其称为“生命节律”，而人的生命规律形成靠的是顺应四时之阴阳变化。一年四季有着“春暖、夏热、秋凉、冬寒”的气候特点，在这样的气候变化之下，万物也就有了“春生、夏长、秋收、冬藏”的生命特征，人的活动也不例外。应该说，四季气候的变化并不是骤变的，而是有一个时间过程的，这也让生物有了一个适应的过程。如春夏季节，气候开始逐渐回暖，阳气主外，皮肤松弛，血管舒张，身体的气血也就更趋向体表，多汗少溺（尿），而秋冬季节却是与此相反的。

《内经》中讲，春气通于肝，所以在春天的时候肝气是最旺的；夏气通于心，在夏季心气是最旺的；秋气通于肺，在秋季肺气是最旺的；冬气通于肾，所以冬天肾气是最旺的。有一个患者，刚到夏天，皮肤就起了疹子，入夜难眠，舌尖发红，这就是到了夏天心火过旺，从而引起的病症，因此，应对的主要方法就是清除心火，心火消灭，疾病自然也就康复了。人只有顺应四季气候的变化，才能更好地保持身体的健康状态。如果我们反其道而行之，若是超出了我们身体所能承受的极限，自然也就会得病了。在古代就曾发生过这样的例子，有个人在冬天劳累过度，伤了肾气，在夏天的时候就发生了中风，这是由肾精虚亏，阴虚阳亢而引起的病症。

在顺应四时的思想指导下，《内经》倡导的“春夏养阳，秋冬养阴”的理论，在实践中得到了广泛的应用，如现在广泛使用的三伏贴、三伏灸等，就是按照四时升降的规律进行防病治病的。

顺应四时还包含适应昼夜交替的时间变化规律。一天之内的变化虽然没有一年的变化那样明显，但是阴阳的升降也是有区别的，因此，《内经》之中也将一天做出了四季的划分，认为受一天之内的阴阳升降影响，疾病也就有了“旦慧、昼安、夕加、夜甚”的变化。人体的体温、内分泌等功能都会随着时间的变化而变化，也就是我们“生物钟”的节律变化。

人们最普遍的生活规律就是日出而作，日落而息，但老鼠与我们是相反的，有人做过实验，在白天不让老鼠睡觉，结果老鼠非常消瘦，生长速度也不如白天睡觉的老鼠快。人倘若将生物钟进行颠倒，对我们的身体也是有伤害的，只是在短时间内并不明显，但是时间长了，往往就成了疾病产生的诱因。如果总是长时间加班熬夜，刚开始并不会有什么异样，但时间一长就会失眠、心悸，身体也会逐渐地变瘦。

当然了，一天之中的阴阳升降和我们身体里面的卫气之间有着密切的关系，所以，人体在保持正常睡眠的时候，卫气才可正常运行，才可更好地保障身体健康。顺应四时对我们的身体健康更有利。

第三章

养生先养脑，神强必多寿

气血通，则头痛消

我们的头部很容易受风邪侵害，容易诱发头痛，头痛发作时，多数人会不知所措，不知如何应对。

记得有一年冬天，我和外甥女出去遛弯，出去的时候，我们捂得很严实：帽子、围脖、羽绒服、棉手套。外甥女刚满十八岁，正值青春年少，身体阳气旺盛，出去没走多长时间，外甥女就有些热了，摘掉帽子，小风吹来，外甥女非常开心，直喊“好凉爽啊，好舒服”。回家之后，外甥女刚刚的那股兴奋劲儿就没了，捂着头直喊“头痛”。

《黄帝内经》中提到：“头为精明之府，诸阳之会，髓海之所在。凡五脏精华之血，六腑清阳之气，皆上注于脑，以滋养脑髓。”这句话的意思是说，我们身体的各个部位，各个脏腑，气血精液等活动的最终目的就是为我们的脑服务。

商界有句话说得好“经济基础决定上层建筑”，换成人这个有机整体来说也是如此，如果说大脑为身体的上层建筑，那么大脑的健康与否由气血、五脏决定。换句话说，头痛的根源就在五脏气血上。

注意观察的人会发现，人走路时头总会跟着步子向前伸，头位于身体的上部，又常常探出来，因此非常容易受风邪侵袭，进而诱发头痛。

此外，头为诸阳之会，分布着肝经、胆经，气血之输布要经过头部，一旦气血瘀滞，就会诱发头痛。

头痛和感冒一样，经常会找上我们，并且，头痛还可能和其他疾病一同出现，更让人觉得厌烦的是，头痛甚至为某种疾病加重的前兆。比如，颅内急发作前会头痛，此时的头痛就不仅仅是单纯的头部问题了，应当及时到医院做检查。

现代人的生活越来越富裕，但是现代人的工作压力却越来越大，头痛的发作也越来越频繁，特别是偏头痛。偏头痛即发作在头部一侧，反复不定的一种头痛，西医称其为血管性头痛。这是一种顽疾，很多患者一痛就是几年甚至十几年，可能今天吃点止痛药缓解了疼痛，但是过不了几天，又会发作。

头痛共同的病因为风和血瘀，所以，治疗头痛应当从活血疏风着手。下面给大家推荐几个针对头痛的穴位，头痛时按一按就能缓解疼痛。

所选穴位：神庭穴（发际正中直上半寸处）、太阳穴（位于眉梢和外眼角间，向后 1 寸的凹陷处）、头维穴（前额发际拐角处上半寸左右）。

具体按摩方法：头痛发作时，先推按神庭穴，双手交替推按，从发尖过神庭穴，入发际 1 寸，用力推 10 次；之后推太阳穴，双手拇指分别按在太阳穴上，之后用力推至耳尖即可，推 10 次；最后推头维穴，用双手拇指分别推头维穴 10 次。

这三个穴位中，神庭穴为人体之督脉，汇集一身之阳，上行之气也聚集在这个地方，按压此穴，能够鼓动阳气；头维穴为足阳明胃经上的最高穴位，胃经上气血非常多，因此，按摩头维穴能够调动全身之气血；太阳穴为经外奇穴，按摩太阳穴会对大脑产生良性刺激，同时起到止痛醒脑、消除疲劳、振奋精神的作用。

按照上述方法按摩此三穴，能够畅通头部经络，活血化淤。

肝阳上亢而头晕，常按太冲穴、阳陵泉穴

曾经与一个好朋友一起参加一个酒会，酒会办得非常的宏大，给人的感觉非常不错，尤其是参加酒会的女士，真是风姿卓绝，美不胜收，身处其中，真是应接不暇。正在我左右环顾的时候，我的朋友搀扶一位女士走了过来，“这次就拜托你了，我的老朋友！这位张小姐也是我的好朋友，今天特意从外地赶回来参加的，不知道怎么了觉得头晕。你赶快看看吧”。我走到她的身边，让她仰靠在沙发上，发现她的脸色泛红，脉搏很弱，而且舌苔非常的黄，典型的肝阴不足。我觉得这位小姐一定是一个完美主义者。仔细询问，果不其然，她说自己做事情总希望做到最好，不让自己有任何的缺点，事情如果觉得不满意就会心烦气躁，经常惶恐不安，担心自己做不好。很多的朋友都说她过于的执着、固执，总是要求完美。说到这里，我基本知道是什么原因了。

中医讲“诸病于内，必形于外”。头痛是给我们的表面现象，真正的原因其实是在脏腑之中。伤到哪了呢？这个器官就是肝，头痛与肝有着很大的关系，就连因高血压而头晕的病症也是由肝入手治疗。“肝藏

血”，女性群体是比较容易缺血的，本来在经期、孕期、产期都会虚损大量的血，加上脾气非常暴躁，给自己很大的压力，气血就无法滋养肝脏，就会出现头晕的症状。

我们将这位女士扶到一个僻静人少的地方，按照次序按摩百汇、风池、太阳、太冲和阳陵泉这几个穴位。百会穴和太阳穴大家可能比较熟悉，百会穴位于头顶部，沿两耳向上，在头顶正中的焦点位置，这个穴位是阳气聚集之所，按摩百会穴可以提升阳气，清热开窍。头痛有很多的外因，比如风寒外袭、风热犯上、肝阳上亢、气血亏虚、痰浊蔽阻、淤血等。最为普遍的原因就是肝阳上亢，这是治疗肝病重中之重点。风池穴是阳气升发的穴位，可以有效地促进气血运行。太阳穴可以说是生命要穴，可能很多人都会下意识的按摩这个穴位来缓解头疼，只是不知道为什么要按摩这个穴位罢了。这个穴位位于我们的外眼角向额头延伸的位置，很多老年人在头疼的时候都会按揉这个地方，实际就是对太阳穴的按摩。风池穴位于胆经上面，处于我们的脑后，在枕骨之下，耳后发际下凹窝中，与耳垂齐平。在《灵枢·热病篇》中讲：“风为阳邪，其性轻扬，头顶之上，唯风可到……主中风偏枯，少阳头痛，乃风邪蓄积之所，故名风池”。肝胆互为表里，肝血亏阴虚，水不润肝的时候，肝火就会上亢，气火上涌导致头晕。而风池穴的主要功能就是驱散风邪，对风池穴的按摩就会起到降肝火的作用。而且风池穴与太阳穴的配合是最佳的，一起按摩可以做到提神醒脑。太冲穴就是在肝经的穴位，它是肝经的原穴，凡是与肝有关的疾病，治疗的时候就必须按摩太冲穴。太冲穴在第 1、第 2 跖骨结合部之前凹陷处，也就是从大脚趾和二脚趾的中间往脚背按揉，会揉到一个柔软的地方，就是太冲穴了。而阳陵泉穴则是筋气会聚的一个穴位，按摩它可以提阳润脾，降泄肝胆之火。这几个穴位配合按揉，去肝火，滋阴提阳，是缓解肝阳上亢而头晕的最好方法。

我对张小姐依次按揉这几个穴位，刚才头晕恍惚的张小姐马上有了精神，急忙请教我这个方法，说出自己多年头痛的苦楚，一两个月就会发作一次，每次都是用睡眠缓解疼痛。因为这个病，她失去了很多的机会，心里非常苦恼。身边很多的女性朋友都可能会有这样的症状，但是都没有在意。我看着这位商界的女强人，她的性格中执着的成分过大，不能很好地缓解自己的情绪，那就是一种精神的折磨，如果长期处于这种状态，肯定会对身体造成很大的伤害，所以一定要保持心态的平和，及时补充亏虚的气血。

失眠健忘，就服酸枣仁汤

非常辛苦地工作了5天，好不容易熬到周末了，这时我们多希望一觉可以睡到日上三竿啊。但是有不少人，跟这种美好生活无缘，他们不是辗转反侧难以入睡，就是不断地做噩梦。失眠对人是一种折磨，假如你几天都不能得到很好地休息，你就会发现自己的记忆力在不断地减退，做事情也是忘东忘西的。

现代人在生活工作中承受着非常大的压力，情绪变化也会对身体造成不良的影响。如果肝血不足、虚热内扰、血不养心，人就非常容易出现失眠的症状，同时还伴有不同程度的心悸盗汗、头晕目眩、咽干口燥等症状。有很多人被失眠症状所困扰，若同时出现以上几种症状，可以采取酸枣仁汤进行调理。

对酸枣仁汤最早的记载是东汉名医张仲景的《金匮要略》一书。《金匮要略·血痹虚劳病》中记载："虚劳虚烦不得眠，酸枣仁汤主之。"历代中医在采用中医对失眠进行治疗时，非常注重辨证施治，诞生了很多能够有效治疗失眠的方剂，酸枣仁汤就是其中比较有代表性的一种。

张仲景在对酸枣仁汤进行论述的时候，提到了失眠症的起因为"虚劳虚烦不得眠"，说明酸枣仁汤能够有效治疗因虚劳而导致的失眠。在刚开始感觉自己有失眠症状时，酸枣仁汤非常有效。但是若是没有将失眠初期情况处理好，任由其发展下去而最终导致的重度失眠，酸枣仁汤的作用可能就不是很明显了。

虽然此汤名为酸枣仁汤，但是它并非只有酸枣仁这一味药材。具体来说，在制作过程中需要的原料有酸枣仁 20 克、知母 9 克、茯苓 10 克、川芎 6 克、甘草 6 克用适量水煎后。每日饮用一剂，早晚服用皆可。

酸枣仁也被称之为枣仁、酸枣核，能安神益心，可以有效预防心肝血虚引起的失眠健忘，多梦易醒；茯苓可以宁心安神；知母起到滋阴清热；川芎可以有效地调气疏肝；甘草可清热和中，是中药当中治疗失眠的经典方剂。一般酸枣仁治子时病，服用时可以选择在晚上 10 点左右，一个疗程的时间为两周。

但是需要患者注意，中药治失眠的前提是在中医进行诊断后进行，以达到辨证施治、对症用药、药到病除的目的。另外，由于失眠的因素有很多，既有身体因素也有心理因素，所以在服用酸枣仁汤的同时，最好配合心理辅助治疗，才能从根本上治愈失眠症状。

为了缓解失眠，大家不妨也可以制作一道“枸杞子蛋花汤”。也是治疗失眠非常不错的选择。准备枸杞子 15 克、鸡蛋 2 枚、南枣 6 枚，将枸杞子与南枣缝入一个纱布口袋当中，放入锅中加入适量的水煮一个小时。去掉枸杞子和南枣，等汤汁二次沸腾之后将鸡蛋打入锅中，然后用文火煮上半小时即可服用。每天可以服用一次，应注意最好不应与葱、鱼同食。

这道汤的主要作用就是补血益气、健脾胃、益肝肾，对于由神经衰弱而引起的心悸、健忘等症有显著的改善作用。一般失眠者连吃 3 次就能收获意想不到的效果。

拍手法，快速消除办公室用脑疲劳

除大脑疲劳的方法。拍，是一种非常简单的健脑方法，能够有效地消除大脑疲劳。首先将双手举起来，将十指张开。两手相对，手掌与手掌相对，手指对着手指，用力拍击。这种动作非常像鼓掌。

对于很多脑力工作者而言，除了身体上面的疲劳以外，大脑也非常容易疲劳。尤其到了下午三点左右的时候，很多人都会感觉非常疲劳、困倦、工作效率变低，还非常容易出现错误。还有的青年人会健忘，晚上失眠。如何解决这些问题呢？其实只要拍拍手就能缓解大脑疲劳。

从中医的角度来看，人身上共有 12 条正经，与手掌相连接的就有四条，分别是手少阴心经、手厥阴心包经、手太阳小肠经、手少阳三焦经、手太阴肺经和手阳明大肠经。经络是气运行的管道，连接着五脏六腑，如果经络堵塞，气的运行自然不畅。人自然在白天昏昏沉沉的，记忆力不佳。拍手能够疏通周身的气血，其作用我们不可忽略。

另外，将手掌放在一起猛拍时发出“啪啪”的声音，这个声音能够从听觉神经向大脑传播，能够增强大脑活动能力。

乾隆皇帝寿命非常长，他写下了很多首诗，其中一首诗就写出了手与气血之间的关系：“掌上旋日月，时光欲倒流，周身气血清，何年是白头。”从诗文的角度来看，这首诗并没有什么大的文学价值，但是诗之中却告诉了我们一个养生秘诀，即人的手掌之上包含着丰富的养生穴位，只要掌握了方法，就可以保持青春。虽然诗作有夸张的成分，但是拍手对延缓大脑衰老的作用是非常有效的。

拍手的方法主要有以下两种：

1. 基本拍手法

也就是我们平常最显而易见的一种方法，手掌对手掌，手指对手指。一定要将十指分开，一开始力度不要过重，拍一会儿后力度逐渐加重。

2. 拍“空心掌”

这种拍手法比较容易被接受：将手掌弓起，手指张开，然后轻缓地拍下去，令手指与手指、掌根同掌根相碰。不过，这种拍手方法接触的面积较小，效果相对而言会小很多，因此在练习时最好应该延长时间。

除了以上这两种基本的拍打方法以外，还有握拳对拍、掌背相拍、虎口相拍、掌心击虎口等拍法。

与拍打手掌作用相同还有十指相敲法，就是双手的十指相对，相互敲打。这种方法就是对手指上的井穴进行锻炼，既锻炼了手的灵活性，而且有助于肝气舒畅，而且可以缓解大脑疲劳、补充 DHA、迅速提高记忆力。

对白领一族而言，工作压力越来越大，但记忆力却变得越来越差，越来越频繁地忘记已经做过的事情或者是见过的人。这种症状与人大脑的 DHA 有很大的关系。成年以后，我们大脑的细胞维持在一定数量之内，但是因为紧张的工作，脑细胞的营养不足，遭受破损的脑神经无法得到恢复，致使很多健康的脑神经细胞数量降低，继而导致很多的老年人出现反应迟钝、记忆力减退、行动迟缓等现象。

DHA，俗称脑黄金，是脑神经细胞所必需的营养物质，有助于脑神经细胞间联系的增加，对于阿尔茨海默症起到一定的预防作用、延缓大脑萎缩和改善记忆力也能取得不错的效果。人在中年时期，如果不注意营养吸收，营养摄入不足，DHA 缺乏极容易造成“脑过劳”，出现头晕、神经衰弱、耳鸣等症状；步入老年时期以后，大脑细胞本来已经开始呈现老化的状态，神经元迅速衰减，如果此时不能及时地补充 DHA，就会令大脑神经递质——乙酰胆碱的含量下降，极容易造成过早的脑衰老，轻则只是出现记忆力衰退，严重者就会患上阿尔茨海默症。不少国家政府为防止记忆衰退、记忆力减退出台了国民膳食营养计划，都早已经将 DHA 作为每天必须摄取的物质之列。

其实，人体自身也会产生少量 DHA，只不过产生的数量无法满足人体所需。因此，最好每天坚持从食物或是某些营养物质当中获取。鲑鱼、金枪鱼和鲭鱼等深海含高脂肪鱼类中及海狗体内就富含丰富的 DHA；杏仁、核桃、花生、芝麻等干果类所含的 α- 亚麻酸能够在人体内转化成DHA，但是转化率相对较低。

相对而言，海狗这种珍奇的哺乳动物中该物质的含量更多一些。科学检测发现，在海狗油中提取的DHA含量是鸡蛋、核桃、鱼等食物的几十倍。而且，海狗生活的环境较为寒冷，洁净无污染的自然生态环境让海狗可以生成无污染、丰富的DHA。我们在补充DHA的时候，不妨选择一些由海狗油提炼的产品。

没事踩踩石子路，给脑萎缩来一个急刹车

记得有一天，我经过河边的时候，看到很多人在河边来来回回地走着，我感到非常的好奇。走过去仔细一看，原来这些人并不是在进行普通的散步，而是踩在一些凹凸不平的鹅卵石路上。有的人信步慢走，有的人在上面蹦蹦跳跳，甚至有一些人在上面小跑……

正当我觉得很有意思的时候，一位“踩石”大姐朝我这个方向看了过来，向我善意地微笑，我赶紧上前询问:“大姐，踩石子多长时间了？”“大约快半年了，以前我的睡眠质量非常差，腿还经常疼，后来邻居告诉我，河边有这条石子路，专供大家进行锻炼的，按摩脚底，于是我习惯每天在上面走半个小时。后来晚上睡觉非常的香，小腿也不疼了。”大姐一边笑呵呵地回答，一边继续在石子路上活动。

听完大姐的话，我也脱了鞋子，加入了这一行人的健身行列。刚开

始的时候，小石头非常硌脚，就这样重复两个来回，头上就渐渐有了汗珠，脚底也是阵阵发热。走上几圈后，那种惬意的感觉甚至要比足底按摩更舒服。

坚持进行踩石锻炼，对于延缓衰老很有帮助。根据中医理论，脚掌上的穴位共有 60 多个，光着脚踩石头，就如同对穴位进行针灸一样，能够起到按摩和治病健身的作用。现代医学研究表明，对脚底的刺激能够很好地增加末梢神经的敏感程度，调节自主神经和内分泌系统，可以缓解大脑的疲劳，增强记忆力，保持大脑思维的敏捷性；对脚底的刺激除了会反射性地引起局部动脉和静脉的扩张外，还能对大脑的中枢神经起到良性温和的刺激作用，促使大脑皮层进入抑制状态，从而有效地提高人的睡眠质量。另外，刺激脚底部，能够促进脚底表层浅静脉扩张，增强血液循环，从而将局部产生的代谢物迅速排出体外。

有一次，我到温州出差，看见许多公司的门口都会有一段长长的鹅卵石道路以供员工下班时可以赤足漫步。现在很多的社区和公园都有这样的鹅卵石路。甚至有人将游泳池的地面也做成鹅卵石的。俗话说“树大根茂，人壮脚健”，希望大家能够活动脚底，锻炼大脑。

与其他的养生方式进行比较，踩石子路是毫无害处的。对于扁平足的人来说，最好能穿上软底防滑的布鞋或者厚袜子，以免对足底过度刺激，一般情况下每次踩石不宜超过十五分钟。同时，患有骨性关节炎、脚部扭伤、风湿受寒、慢性病恶化等症的朋友，应待病情好转或康复后再进行此项治疗。

自我暗示，缓解精神压抑

因为挫折而导致的精神压抑和痛苦是可以通过自我暗示的方法来缓解的，这是一种在现代心理治疗、心理训练中广泛的运用的方法；它的特点在于自己通过言语或想象促使身心机能的变化，其方法较为简便，并且效果明显。

语言是人类独有的高级生理功能，是人们之间交流信息、表达情感的工具。通过语言能够抑制人们的心理以及活动，暗示现象在生活当中随处可见。比如，中国古代成语当中所描述的“望梅止渴”“草木皆兵”“杯弓蛇影”等，都是心理暗示的真实写照。

有人曾经做过这样一个实验：化学老师在大学教室中上课，声称要给同学做一次气味传播与嗅觉的实验。老师在讲台下打开了瓶子，将颜色鲜亮并无气味的溶液倒在棉布上，并做出极厌恶的样子离开了“恶臭”的讲台。很快，很多学生闻到了难闻的气味离开讲台，最后，最远一排的学生也闻到了气味，而与讲台最靠近的学生，也都因为臭味而离开座位。

心理暗示对于人的行为习惯有很大的作用。例如，医生对健康的人说：“心脏可能有点小问题。”这句话会让人心中有所波动，通过暗示作用，可能会导致气短、心慌等情况的发生，患上“心脏神经官能症”的概率也大大地增加了。

美国就曾发生这样一个故事，有一个电工在工作时碰到了一根不带电的电线，但他意识当中认为是带电的，就在这种心理暗示的情况下，他立刻死亡，并且死时情况与触电致死极像。这说明了心理暗示对生理功能的巨大影响。这种负面暗示都属于“否定式”暗示。若是生活中多一些“肯定式”暗示，可以有效增强我们的信心，调节精神状态，动员自身的能力补充身体的不足，并且达到其最终目的。如同平常在镜子中观察到气色很好，于是心情马上就轻松起来，工作效率立马就上去了；炎夏季节会感觉极为口渴，自己去冥想喝过一碗酸梅汤，也能起到缓解口渴的作用。

运用自我暗示的方法缓解心中的抑郁苦恼，主要运用的暗示法就是语言暗示法。比如，当你发脾气的时候，尽量提醒自己“不要发怒”“发怒就会出错”；抑郁时，提醒自己抑郁毫无优点，还是应该面对现实，尽快寻找解决的方法！焦急的时候，尽量警告自己“不要着急”；当内心之中有较大冲突的时候，尽量安慰自己“一切都会过去”“已经度过了许多难关，这次也很快就会过去”，等等。遇到困难的时候，不妨应该先坐下来梳理一下头绪，看一看问题在哪里，切不可让苦恼盘踞在大脑当中。应该自我心理暗示：“我能胜任！”或者“失败也不要紧，失败是成功之母！只要坚持下去，必然会成功！”不管遇到什么问题，要保持自信的精神状态，要坚信：“别人可以做到的事情，我也必然可以！”

语言自我暗示法一般都是通过默念的方法进行，但是也可“自言自语”，甚至可以在没有人的地方喊出来以加强效果。另外，还可以将鼓励的话写在条幅上、日记本上或是贴在墙上，有助于自我精神鞭策。此外，暗示时间必须选对。自我暗示的时间应该选择在大脑精神兴奋点低的时间进行，如早晨刚刚睡醒、中午午休和晚上入睡之前自我暗示，效果是最好的。在大脑皮层兴奋性较高的时段，此时不能发挥良好的效果。如果想要达到自我暗示的最佳效果，就应该及时放松情绪，保持镇定，将杂念排出，在情绪转好的情况下进行。

1. 暗示过程中自我运用合理想象

这样的自我暗示要比努力暗示的效果更佳。比如，失眠让人感到极为苦恼，但往往你越想入睡，告诫自己慢慢放松，可是却越不能睡着。此时需将身体放松，想象自己在一个极为安静的环境之中，则更容易进入梦乡。

2. 自我暗示的内容必须恰当

暗示内容的选择，决定我们自我暗示内容的性质。我们应该选择积极向上的内容暗示。倘若杯弓蛇影，就影响我们自我暗示的活动能力。在普遍暗示的基础内容上，加上特殊内容的暗示，如“我能应对各种挫折”（普遍暗示），“生气就是侮辱自己的智慧，焦急是对自己无能的惩罚，对于解决事情毫无帮助”（特殊暗示），将二者有机结合起来，效果更佳。

3. 尽量避免紧张以达到“凝神”的效果

“凝神”是指一心无二用，仅关注目前的状态和活动的一种“不费力的注意”，这样做能将精神集中起来，使人心灵空静。在这种状态下，就能发挥自我暗示最佳的效果。

4. 要相信自我暗示的功用，并且反复进行练习

心中应该对自我暗示的内容有信心，绝对不能是那些自己毫无把握的事情。且需要对暗示事情在心中反复加强信念，不能总有退缩的心态。只有这样，才能让自我暗示的作用发挥到最大。

锻炼大脑的第一大法——信心

在身心、大脑的健康问题上，不管我们如何选择，都永远不能确认自己内心世界的信念是否正确。对于世界的认知，我们所总结的经验以及认知是不确定的，在医学与科学上如此，在宗教信仰问题上也是如此。

尽管如此，我们要对信念有信服的意识，因为这种信心必定是坚定的。但是生活中的很多事情是不能确定的，出现意外情况时不免让我们非常痛苦。举例来说，即使遇到区分颜色这种简单的问题，我们有时候也不能完全相信我们的眼睛。为什么呢？因为这世界并非存在着绝对的颜色。光波是确实存在，但我们不能看到所有的光波。而我们之所以知道光波的存在，是通过科学的实验借助仪器实现的。因此，颜色是想象的产物，是我们对世界的一种感觉。

信心就是以希望、乐观与相信的态度面对未来一切事情的信念。信心是相信自己所见、所听的一种力量。被纳粹集中营所囚禁，直至二次大战结束才被释放的心理学家维克多·弗兰克说："在那样的困境中，唯一得使幸存者活下来的原因就是信心。如果对未来失去了信心，囚犯也就彻底完了，因为生存意志就如同死灰不能复燃。同样的，对许多人来说，对神失去了信心，内心是极其痛苦的。"显然这种情形都曾在犹太人心中，他们中的一部分虽然得以活命，但是他们的心中疑问颇多："神啊，你为什么会让这种悲剧发生？"许多人因而不会再信奉神，但仍然对人性、对犹太人的文化遗产抱有一定的信心。更重要的是，不少人为了宗教权利与公民权利而奋战。

相信未来的美好可能只是一种安慰措施，但不要忘了，对于很多的心理疾病而言，安慰剂的作用是很重要的。甚至于一些假设的观念，在用来应付致命疾病时，照样能够起到增强身体免疫力的作用。最近，相关部门的研究证明，就神经的作用来说，在维持动态与良性动态上，“适度乐观的幻想”极为关键。他们又发现，高度乐观的人，某一些阶段部分活性高于其他人。

正如前面所讲，在控制沮丧、焦虑与愤怒以及培养社群意识以及爱心上，都有一定的辅助作用。某医疗中心的医疗研究人员都认为乐观对疾病有一定的治疗作用。他们发现，正面思考能够减缓压力、增加对一般疾病的免疫力、减少心血管病发的危险，有助于缓解疾病发展，并能提高病人处理问题的技巧。病人的身体因乐观得到缓解而放松，乐观的心态能够抑制病情的发展。在杜克大学一项长达近 50 年的研究中，相较于心态悲观者，乐观主义者的寿命更长一些。

至于在维持心理健康上，乐观信念的作用更能凸显出作用，马丁·赛里格曼专门从事这一方面的研究。维持健康的大脑，信心固然极为重要，但若将运动与各种活动相绝缘，那样也会损害人的健康。因此，三者结合起来，更能帮助维持心理健康。生活若能保持乐观的态度，必然有助于养护我们的大脑。

常按四组穴位，有效预防阿尔茨海默症

阿尔茨海默症是很多人都担心自己年老之后会患上的疾病。因为这是一种进行性发展的致死性神经退行性疾病。该病发症状较为缓慢，记忆能力会不断地恶化，日常的生活能力也在不断减退，行为障碍，认知能力下降，最终生活不能自理。

每一个人都不希望自己年老之后出现这种情况，如何防治阿尔茨海默症就成了生活中的重中之重。

我有一位好朋友，工作、生活都非常顺心。有一个听话的儿子，生活过得非常美满。但是，随着生活节奏越来越快，他的记忆力开始下降，经常丢三落四的，总把许诺的事情忘记，甚至老板交代的重要的事情必须记在本上；他学习新事物困难，看书读报后也很快忘记内容，就连给儿子讲故事有时候都想不起内容。他的爱人认为这种情况应该看一看医生，后来经过诊断发现，他的症状属于大脑功能退化，呈现阿尔茨海默症的初期症状。

为了延缓疾病发展到中度阶段，医生叮嘱他的家人不仅需要进行常规的药物治疗，还要通过按摩进行辅助治疗。采用按摩的方式，促进脑血循环，预防或缓解阿尔茨海默症。

1. 按摩风池穴、翳风穴

风池穴非常容易找到，就在我们的后颈部，颅骨下方，两条大筋外缘的凹陷中，同耳垂的下缘齐平；翳风穴在耳垂后耳根部的凹陷处。对这两个穴位进行按摩，能够有效地改善基底动脉供血情况。

2. 按摩四白穴

四白穴的位置就是在眼眶的中点直下约 0.5 厘米凹陷处。这个穴位能够补充气血，能够有效地刺激颅内供血，增加大脑功能。

3. 按摩印堂穴

印堂穴的位置处于两眉头连线中点。按揉这个穴位能够有效地活化脑细胞，改善脑部血液循环，有效地增强记忆力。

4. 刺激委中穴

委中穴位于腿部胴窝的横纹中点，属足太阳膀胱经，其经脉循行可以里联入脑。因此，刺激委中穴能够使头脑清醒，浑身舒畅。

以上刺激按摩的四组穴位，早晚各按揉一次，每次任选一组进行按摩，每次 20 分钟。若能长期坚持，可以有效地预防阿尔茨海默症，可令人保持思维清晰、耳聪目明。

男性养护大脑的宜忌

据有关部门统计，男性患上阿尔茨海默症状的比例要大于女性。因此，有关专家提示，男性保护大脑应该尽早，20 到 40 岁是增强脑力最关键的时期。

据研究发现，虽然男性的大脑面积平均大于女性 15% ~ 20%，但脑细胞的死亡速度却是女性的 2 倍。尤其是男性大脑的左侧，脑细胞所损失的数量相当于右侧的 2 倍。而左脑大多与语言、推理等认知能力有关。尤其是随着年龄不断增加，到了 45 岁以后，男性因为各种不良嗜好、用脑过度、情绪和压力等因素影响，脑组织流失速度远高于女性。因此，男性应该更有意识地对大脑进行保护。通常认为，老年时的脑力处于什么样的状态，与中青年时代的保护有很大的关系。

七种影响大脑健康的不良状态：

1. 社交排斥的不良影响

经过科学研究发现，当人情感突遭变故的时候，如失恋、同事关系恶化甚至是离婚等，人体感知生理伤痛的大脑区域就会出现极大的反应，从而对大脑造成不良的影响。

2. 压力引起紧张

当人的情绪极为紧张，肾上腺就会分泌出一种皮质醇激素，大脑长期被这种带有毒副作用的激素浸润，从而加速了大脑的衰化。

3. 长期吃肉

进食过多，大脑中当中的生长因子就会增加，它们是引起动脉粥样硬化的一个诱因。如果长期饱食或是食用过量的肉类，就会降低脑血管的弹性，也就出现了早衰和智力下降的情况。

4. 容易生气

生气极容易造成脑细胞的老化。大脑功能减弱，大量的血液涌向大脑，给脑血管造成了很大的压力，这时血液当中的毒素是最多的，含氧量最少，对脑细胞而言相当于服毒，而愤怒时的时候大脑的思维出现混乱就是最好的证明。

5. 吸烟或酗酒

长期吸烟或喝酒会致使大脑供血不足，导致神经细胞病变，使脑组织变成“海绵状”，增加罹患阿尔茨海默症的概率。研究发现，当脑组织受到损伤时，人体对烟酒的需求量就会增加。

6. 长期睡眠不足

消除大脑疲劳的主要方法就是保证充足的睡眠。长期睡眠不足或是较差的睡眠质量，就会加速脑细胞的衰老速度，失眠与大量饮酒与睡眠不足对大脑的损伤是画等号的。

7. 经常性的腰酸背痛

腰酸背痛是很多人经常会出现的病症，通常不会有人将腰酸与脑损伤结合起来。但是经过研究发现，如果背痛持续一年的时间，脑灰质损失的量就会相当于一个正常人 20 年损失的量。

我们知道了这些损害大脑的行为，不妨学习一些养护大脑的方法，帮助我们从困境中走出来。

1. 早餐要吃好

脑细胞所消耗的氧气和能量可以占到人体整体消耗的 30%，一旦人体缺失养料，大脑的记忆力以及其他功能就会减退。早晨醒来后大脑最缺养料，因此，吃好早餐可以为大脑补充足够的营养，尤其是全麦、糙米等粗制的谷类主食，能够慢慢地提升血糖，有效地为大脑提供能量。

此外，用餐时应该仔细地咀嚼，当牙齿咀嚼硬物或咀嚼速度加快的时候，大脑中的血流量就会明显地增加，咀嚼食物超过 20 下，就能保证大脑的供血量，有效保持正常的思维活动。充分咀嚼还有助于分泌胆囊收缩素，这种荷尔蒙能够增强人的学习能力以及智力。

2. 音乐欣赏

声音会让大脑细胞更加活跃，脑电波 85% 的能量都是由音乐引起的。音乐可以改善人的思想感情，从而抑制焦躁，缓解压力。例如弹奏乐器能使大脑有节奏地控制大脑肌肉，这无疑是一种益脑锻炼法。

3. 朗读或聊天

专家认为，聊天非常有助于对脑神经细胞间的刺激联系、延缓大脑逐渐衰老、促进大脑思维，如同为大脑做“保健操”。

研究发现，当人们在朗读的时候，约有 70% 以上的神经细胞直接参加了大脑的思维活动，大脑活跃程度远超于默读。朗读能够促使大脑皮层的抑制和兴奋达到相对平衡，使血流量及神经功能的调节状态良好。

4. 冥想静坐

每天最好抽出 15 分钟的时间进行冥想静坐，能使大脑的血流量增加 25%，可以增加大脑的神经活动性。

5. 定期运动

根据美国一位科学家报道显示，经常结伴慢跑能够增强脑细胞之间的联系，促进脑细胞生长，帮助我们提高精神注意力。如每周进行定期散步，每次半小时，就能促进大脑的学习力、注意力和抽象推理能力；研究还发现，与直立和向前屈伸等姿势相比，向后屈伸的运动更有利于大脑神经的刺激。

第四章

心乃五脏之主，生命之源

心是人体的动力中心

心为五脏中最重要的器官，主宰人体一身上下、统管五脏六腑。心主血、藏神。心的生理功能为心的气、血、阴、阳共同作用完成的。心为君主之官，生命之本；心为火脏，恶热，心为阳中之阳，通夏气。心之经脉属手少阴经。心位于胸腔内，两肺之间，和血脉相连，主神明。

心主血脉，为血之府，心气推动血液在脉中运行，流注全身，发挥其营养、滋润之功，心与脉直接相连、沟通，血液在心、脉中不断流动，经久不息。心、血脉为三者之间的链接者，构成相对密闭的系统。三者里的“心”占据着重要的地位，心的波动为血液运行之根本动力，起着决定性作用。

心脏之所以可以正常搏动，依赖的就是心气，血液在心气推动下运行于脉中，营养周身。血液充盈与否，脉道通利与否，在心、血、脉系统中起着同样重要的作用。若上述条件同时具备，心主血脉功能就能恢复正常。

《内经》将一切病症概括成外感病、内伤病。其中，外感病主要受自然界的风、寒、暑、湿、燥、火、疠疫之气产生，此类病症会由表及里、由轻到重地影响五脏，被称之为“外感六淫”。内伤多因情志太过、饮食不节、过度疲劳等因素所致，使得气血失调，进而引发内风、内寒、内湿、内燥、内热等五脏病理变化。心是五脏六腑之主，主血，外合周身之脉。心脏阴阳调和、气血充足，那么心神健旺，气血循环正常，进而维持人体正常生命活动。因此，心病的主要表现为血脉不通引发的心痛，或神智失常引发的情绪失控。心的病理变化受内外因素影响，导致心之生理功能失调，进而出现病变。主要引发的病变包括：

一、心风症

心风，即为癫疾，主要表现为：喜怒无常、狂呼乱语、神智失常。此类病多因外感风邪，进而影响心之正常机能所致。

二、心热症

心热证泛指各种热性疾病，也叫心热病。心主神明，热邪郁结在心时，会引发心火大盛，进而诱发心痛、胸闷烦躁、善呕、面赤、小便赤黄等症。邪热至一定程度，会转化为火邪，容易诱发疮疡痈肿等症，心神大伤，甚至会引发突发性死亡，类似脑溢血类的疾病。

三、心痛症

心为阳，主血脉，外感风寒侵心时，会导致风寒凝聚，进而导致气血淤结，血脉不畅，诱发心痛症。可以根据表面症状将其分成肝痛症、肾心痛、肺心痛、胃心痛。通常来说，心痛证指的是胸前区胃脘痛，其症状包括冠状动脉硬化引发的心脏缺血性疼痛，以及胸膈、胃等疾病诱发的疼痛。

少生气，对心好

一项调查研究表明，80% 的病是由心理因素所致，仅有 20% 的病为细菌等外来因素所致。比如胃病，实际上，胃病的根源即为你的心，问题就出在心理情绪上。很多人生过气后，头晕腹胀，甚至胃痛，常常觉得有一股气堵在那儿。这就是为什么常常有人说自己“生了一肚子气”。

生气的时候，你可以用手去敲敲自己的肚子，鼓鼓胀胀的，推几下，再去摸摸，就会忍不住打几个嗝或是放个屁，此时就会觉得痛快很多，与此同时，心情也会好很多。

我们都知道，肝为生气之源，气大伤肝。有的人非常爱生气，常常和别人没说上几句话就大发雷霆，可能这股气一会儿就消失了，但就在生气的那一刹那，病理症状也就跟着产生了。

其实，气并不可怕，可气的堆积就可怕了。一个人生过气后，只要不去想就可以了，否则所生之气都会存于肝脏之上。久而久之，体内就产生出大量浊气，使得体内的血液不能迅速、顺利地流动。本来肝产生的浊气能够通过小肠放屁的方式排出体外，但是下面一旦堵住，它就只能向上走了，通过胆，终停于胃，而撞击胃壁。

胃在消化食物的过程中需要新鲜的血液，但是血液被浊气挡住，无法完全进来，久而久之，胃黏膜就会受到严重损害，之后被细菌、病毒等感染。此时，我们应当先将浊气排除出去，之后引入新鲜血液，胃溃疡面即可迅速恢复至健康状态，因为新鲜血液即为最佳的修复工具。

一项调查发现，生气会导致心律不齐，生气时的心电图看起来会更加混乱，更加不稳定，心脏衰竭的发病率会大增，因此，生气关系着我们的生命安全。

很多育儿专家会嘱咐哺乳期的母亲不要生气，因为生气的时候孩子吃的奶是有“毒”的。当然了，这里面提到的气不仅仅指脾气暴躁，还包括恐惧、忧郁、伤心等多种负面情绪。日常生活中，我们所说的气虚证为脏腑组织机能衰退表现出的症候，多为久病体虚、劳累过度、年老体衰等因素所致。临床主要表现：懒言少语，神疲乏力，头晕目眩，自汗，活动的过程中症状会加重，舌淡苔白，脉虚无力。气陷证为气虚无力升举，反致下陷所致的症候，多为气虚证进一步发展，或劳累过度，损伤到某一脏腑所致。临床主要表现：头晕眼花，少气倦怠，长期痢泄，腹部出现坠胀感，脱肛或子宫脱垂等，舌淡苔白，脉弱。气滞证为人体某一脏腑、某一部位气机阻滞，运行不畅引发的症候。多为情志不舒，或邪气内阻，或阳气虚弱，温运无力等因素诱发气机阻滞而致。临床表现：胀闷，疼痛，攻窜阵发。气逆证为气机升降失常，逆而向上引发的征候，临床上以肺胃之气上逆、肝气升发太过最为常见。

曾经有位女士来我这里看病，她四十出头，年轻时一直从事的是文员等坐办公室的工作，可是后来因为家庭因素，她就回家做起了专职太太、好妈妈，一直待在家中。那位女士的丈夫是个公司总裁，工作繁忙，没有多少时间在家里陪她，她有一对儿女，女儿还好，比较乖巧，可儿子却非常调皮，学习成绩也不是很好，她常常为了儿子的事情烦恼。

不知道从什么时候开始，她发现自己的乳房有些异常，摸上去好像有硬块，但是又不敢跟丈夫说起，怕影响丈夫的工作，就这么天天在网上查阅着患病原因。网上有些人说是乳腺癌，有些人说是乳腺增生，有些人说没关系，到底哪个是真的，她有些迷惑。近半年的时间，她都在怀疑和确认之间纠结着，导致她的睡眠质量一天天变差。终于她鼓起勇气去医院做检查，发现自己患上了乳腺增生。

她来到我这里时，已经变得非常消瘦，皮肤暗沉，精神状态非常差，她问我吃什么药可以改善自己所出现的病症。我告诉她，她花费这么久的时间痛苦了一年其实就是在伤害自己的身体。有病就去看病，没病就好好吃饭，做些能让自己开心的事情，避免胡思乱想，自然就能保得健康了。

女人和男人最大的不同之处就是敏感、细腻、感性，稍微有些风吹草动，女人就会发脾气、闹情绪，没完没了。我们可以观察一下自己身边的人，但凡那种性情中人，大都身体健康，因为这样的人喜怒形于色，有话直说、不装腔作势，虽然有时候会得罪人，但是这样的人不容易生病，他们早就将致病的“心火”发出去了。

很多长寿之人的长寿秘方就是生活之中多乐观、积极地面对一切。那么怎么才能让自己拥有好的心态，用平和的心态去为人处世呢？其实，一个人快乐与否并不在于他拥有多少东西，而在于他计较多少东西。还有就是要拥有开阔的胸襟，对周围的一切人、事宽容大度，拥有容人之心，能够宽容他人的过失，进而提升自己的快乐之感。此外，要拥有善良的心态，平时多做善事，经常帮助他人，这样才能让自己更加快乐。拥有快乐之后，才能百病不侵，更加健康。

养心关键在于养神明

心藏神，中医上认为，心神即人的意识思维、情志活动，调养心神要从此二者着手。《灵枢·本神篇》中提到：“生之来谓之精，两精相搏谓之神，随神往来者谓之魂，并精而出入者谓之魄……因志而存变谓之思，因思而远慕谓之虑，因虑而处物谓之智。”

这段话是在用神、魂、魄、心、意、志、思、虑、智等词语阐述心理活动的过程，同时阐述这里面的关系。心和神泛指人的心理活动，魂、魄、心、意、志、思、虑、智是个别心理活动过程、特质。

中医将喜、怒、忧、思、悲、恐、惊称作七情，七情指的是人在受到外界刺激时，心神做出的相应反应。一般来说，七情并不会影响到身体健康，不过七情太过，就会对身体健康产生诸多负面影响。过喜，会导致心气涣散，神不守舍，甚至会导致精神不能集中、心神恍惚、嬉笑癫狂等症；过怒，会激发肝气，导致郁勃上冲，同时引起气血奔迫于上，导致眩晕头痛、面赤耳鸣、昏厥等症；过悲，会伤及肺气，导致形体憔悴、毛发枯萎、精神不振、生气索然等症；过恐，会导致肾气失固，气泄于下，若不能自制，会因人而异出现二便失禁、精滑遗泄等症；过惊，猝然惊吓会导致气机逆乱，和胆气不壮有关，甚至会影响肝、肾二脏，导致惊厥、失精等症；过思，会伤及心脾，导致气机郁结，甚至出现心悸少寐、食欲下降、脘腹闷胀等心脾两伤之症。

从这里我们也能看出，调整情志活动为调养心神的重要因素。情志活动和人体气血间有着直接关系。二者之间相互影响、相互作用，构成有机整体。《内经》之中提倡“形神统一”，意思就是说，养心的过程中除了要养神，还要采取一些有效的方法、手段，如运动锻炼、文娱活动、气功健身、饮食养生等。

血脉健康，心才健康

前面我们已经提到，心主血脉，推动血液在脉管中运行，营养全身，脉为血液运行之通道，心脉相通，在心气推动下，血液才可以在脉管中循环往复。心气之强弱、心血盛衰会直接影响血液运行。因此，养心重在让气血发挥其统辖血液运行之功。若一个人心气旺盛，血脉充盈、和舒畅通，则脉息和缓有力，面色红润而有光泽。反之，心血不足，血脉空虚，滞淤不畅，脉息就会有气无力，面色苍白，无光。

五食五味、空气决定血液是否可以正常发挥其功效，前面我们已经提到，夏季为养心的最佳季节，养心饮食要清淡。

春季气温回升，万物复苏，人的活动量增多，体内气血循环变得活跃，不过春季早晚温差较大，春寒，人体血管会骤然收缩，此时血液运行易滞缓，使得血脉不通。因此，春季要加强营养，同时做好保暖工作。

秋季天气凉爽，空气质量也变得不错，不过早晚温差较大，尤其是寒露过后，更要做好保暖。

冬季天气寒冷，自然界处在休眠状态，人也变得倦怠，为了抵御寒冬，人们通常会增加高热量、高脂肪食物的摄入，锻炼的时间被大大缩短。这样一来，人体中的脂肪堆积量会增大，不利于血液运行，易诱发高血压、心脏病、动脉硬化等症。所以，冬季要注意调整自己的饮食结构，注意荤素搭配，同时配合适当的体育锻炼。

下面推荐几种促进血脉畅通的方法：

一、饮食调养

日常生活中应当以五谷为主，水果、蔬菜、肉类为辅，进而确保膳食营养均衡。并且，要根据季节、地域、年龄、性别、体质的不同来调整自己的饮食。比如，天气炎热的时候就吃些绿豆、西瓜、苦瓜等；天气寒冷的时候就吃些辛辣刺激、油腻的食物；身体虚弱者吃些易消化的食物等。

二、运动调养

运动调养要根据自身情况而定，做到循序渐进，适度，因为运动过量反而不利于血脉通畅。我们可以根据自身身体状况、个人爱好来选择合适的运动，比如打排球、乒乓球等，可以选择些文艺活动，比如广场舞等。这些过程不但能够增强我们的身体素质，还可以调整心情。

三、药物调养

中医上有“药食同源”的说法，认为中药也是一种特殊的食物，可以根据自身体质、外界变化在中医指导下吃适量药膳，或是喝些药茶、药酒等补益身体，既能够发挥出药物的作用，还可避免对身体产生刺激。

高血压，降压需靠心

如今，由于脑出血而急性死亡的人越来越多，尤其是中年人。很多人都感到奇怪，中年人应当身强力壮，怎么就突然死去了？

记得有一次，一位三十多岁的年轻男士来到我这里看病，他的主要症状就是头晕。那个年轻人身形偏胖。据他所说，他在一家大公司里担任经理一职，性格急躁易怒，由于工作的关系，他常常出去应酬，有时候一顿喝上一两斤白酒，就好像在喝水一样。

我给他把了把脉，之后看了看他的舌苔，发现他所患的是肝火亢盛型高血压。中医上将高血压列在“头痛”“眩晕”的范畴，为多种病因所致，如，情志内伤，肝肾阴亏阳亢等。

《千金方》之中有云：“肝厥头痛，肝火厥逆，上亢头脑也。”意思就是说，肝火上亢会导致头痛。肝火亢盛型高血压很容易诱发脑卒中、急性冠心病，短时间内就能要人性命，危险性很大。

我嘱咐那个小伙子，虽然他现在的身体非常健壮，可是如果不及早治疗、改善自己的日常生活习惯，终究会成恶果，甚至会危及生命安全。

年轻人听到我这么说，也感到了问题的严重性。我告诉他，以后要戒烟酒，戒咖啡，并且要保持平和的心态，尽量少发脾气，平时可以喝些对身体有好处的茶，比如山楂茶，有扩张血管、降血糖之功；菊花茶，有平肝清目、清热解毒之功；荷叶茶，有扩张血管、降血压之功……

我还教给他一种按摩方法，让他回家之后坚持按摩，能够很好地缓解他的病症。具体操作为：双手手掌抓住头部两侧，并且向下揉 10 下，而后向后揉 10 下。这一系列的动作就好像在洗头发，力度要适宜，不能太轻也不能太重。之后将双手的食指和中指并拢，就好像小剪子，横放到额头上，横着揉 10 下，想象着自己正在剪刘海，剪的过程中应当注意和眉毛平行，动作宜缓；最后把双手手指微微弯曲、并拢，就好像小推子，从前额发根逐渐推向最高位置，之后逐渐推向脑后发际边缘，反复推 10 次。每天早晚各做一次。

在我们的头部，分布着百会穴、太阳穴、风池穴等重要穴位，它们与我们身体上的各个脏腑之间有着密切的关系，通过上述按摩方法刺激这些穴位，就能够带动其所对应的经络、脏腑，调动其中的气血，使其贯穿至全身，进而降低血压，使得血压达到平稳的状态。

那个年轻人回家之后按照我教给他的方法调理了一段时间，之后打电话告诉我，他的血压已经恢复至正常状态了，整个人精神多了。

有的人可能会问，如果自己感到血压骤然上升，可能有脑出血的危险该怎么办?

的确，如果出现的是紧急状况，采用上述方法显然是在浪费生命。其实很简单，我们可以通过劳宫穴来急救。

我们握拳时，中指指尖处即为劳宫穴，这个穴位属于心包经，可以帮助血压回降。等我们感觉到血压骤然上升时，可以立即用大拇指按摩一只手的劳宫穴，之后按压每个指尖，左右手交替进行。

当然了，上述方法要配合规律的日常生活才能见效，并且按摩的方法并非朝夕之事，应当坚持不懈才能见效。再好的医生如果遇到不听话的病人也是难治其症的，只有病人自己爱惜自己的身体，遵照医嘱调理自己的身体，才能早日远离疾病，重获健康。

心悸，气血充盈心神宁

提起“心悸”一词，可能很多人并不是很了解，下面就来给大家介绍一下心悸的概念。心藏魂魄，主神明，由气血所养护。若气血充盈，心神就不会轻易受外界干扰、刺激。《说文解字》中认为，悸即心动；《辞海》中提到悸为心跳之意，指不因为惊吓，自己感受到心跳不安的一种症状。最初将心悸以病例记载进医学典籍的人是张仲景，他在《伤寒论》中提到，心悸指的是一种不正常心跳，不会由于惊吓而无法自己控制心神不宁的心跳。西医中称心悸为“早搏”。

记得有一次，跟几位老同学去吃自助餐，有位同学特别喜欢喝咖啡，几杯咖啡下肚，手突然不自觉地抖了起来，说话声音也变得虚弱短促，我看出了她的异常，问她哪儿不舒服，她只是勉强地笑了笑，说自己没事。聚餐结束后，我对那位同学说：“你出现的很可能是血虚导致的心悸，我教你个简单的方法，很快就能痊愈。”

那位同学听到我这么说，满眼感激地看着我。我告诉她，下次再出现心悸，按摩郄门穴（腕横纹上 5 寸）就可以了。取穴时，可以用右手从腕横纹向上比五个大拇指宽处。按摩方法：用右手拇指稍微用力按压到左手手臂上的郄门穴上，之后用左手手腕向内转动 45° 后返回，每分钟做 30 次，做完后，症状就能有所缓解。

郄门穴为手厥阴心包经上的郄穴，有宁心、理气、活血之功。郄门穴为应对疾症的常用穴，可以迅速缓解急性发作症状。因此，出现心悸的时候只要稍微按压此穴就能够缓解症状，平时按揉此穴能够很好地预防心悸。

不过提醒大家注意，虽然两个手臂上都有郄门穴，但是左前臂上的郄门穴应对心悸症状的效果更好。

一个月之后，那位同学打电话给我，说自己心悸的症状已经改善了很多，以前工作繁忙或是大量喝咖啡的时候都会出现心悸，而自从应用了我教给她的方法之后，再喝咖啡或工作繁忙时也没有出现心悸症状。实际上，我的这位同学出现的心悸症状并不严重，医学上将其称为“惊悸”。

气血旺盛，心才能健壮；气血不足，心脏也会变得虚弱。心悸是临床常见病，恶化到一定程度会导致心搏骤停等心跳不规律、心律不齐的病症，此时就不是简单的心悸了，而是“忡怔”。“忡”即急切、冲动的心情；“怔”即心跳、脉搏出现间歇、停顿。忡怔两字一正一反，心跳忽快忽慢、忽起忽落，是典型的心神散乱表现，属危重症。

忡怔发病于心，所以，想要预防忡怔，首先要做的就是护心。对内，应当让气血充盈，强壮心肌，提升抗刺激能力；对外，应当避免情绪剧烈变化，“惊”最容易导致“怔”，“忧”最容易导致“忡”。

已经出现怔忡的患者，在调理情志的过程中可以采取食疗的方法辅助安定心神，茯苓饼就是非常不错的选择。茯苓是松树根上的菌类植物，性味甘淡，有利水渗湿、健脾和胃、宁心安神之功，能够治疗心悸、气短、神经衰弱、失眠等症。

下面给大家介绍一下茯苓饼的制作方法：取茯苓粉200克，白面200克，白糖100克，加入适量清水，调和成糊状，之后放到微火上摊成薄饼即可。

也可以在制作大饼、馒头等时加入茯苓粉，或是直接用茯苓泡酒，同样可以宁心安神、健脾延年。

自汗，调理气血即可消

在上一节我们介绍了盗汗，本节之中再简单为大家介绍一下自汗。有的人可能会出现这种现象：不是夏季，所处的环境气温不是很高，身上穿的衣服不多，自己也没进行什么剧烈运动或是吃什么辛辣食物，但却常常大汗淋漓。

曾经有患者打电话给我，问我上述现象属不属于盗汗的范畴。的确，这种症状确实类似盗汗，都是不知道为什么突然汗流浃背，然而这并不是盗汗，而是自汗。盗汗和自汗最大的区别就是发生时间的不同。盗汗多出现在夜间睡觉的时候；而自汗多出现在白天，出现次数相对较多。

二者的症状也是有所不同的，不过出现的迹象差不多，盗汗的主要诱因为气血两虚，自汗也为气血两虚所致。

自汗多为肺气虚弱，导致体表防御功能下降，并且固摄精血汗液、防止津液外泄功能衰弱所致，只要及时补充气血，自汗的现象就会消失。

曾经有位患者找到我，他说自己经常莫名其妙地流汗，我本来想要给他开些中药，可是那位患者却说自己一喝中药就会呕吐不止，针对他出现的这种情况，我决定通过食疗、按摩的方法为其治疗，嘱咐她每隔一天就吃一些豆制品、山药、红枣等有补气血之功的食材，同时经常按摩少海（屈肘，肘横纹尺侧纹头凹陷处）、阴郄（前臂掌侧，尺侧腕屈肌腱桡侧缘，腕横纹上 0.5 寸）、后溪（微握拳，第 5 指掌关节后尺侧的近侧掌横纹头赤白肉际）和复溜（足内踝尖和跟腱后缘间中点向上约三横指处）这四个穴位。过了大概半个月左右，这位患者过来复查，自汗现象就基本消失了。

实际上，还有很多食疗方法能够补气血，这些药膳均对自汗有一定的疗效。此类药膳的种类繁多，可以根据自身喜好随意搭配，食用种类、数量根据自身情况而定，不用像吃药那样规矩。

不过有一部分患者觉得食疗的方法太麻烦了，每天上班下班就已经很忙碌了，还要自己开火做饭？那么还有没有更为简单的方法能治疗自汗呢？当然有，穴位按摩法。

从中医的角度上说，汗为心之液，流汗过多会导致心阴损伤，最佳的补心之法就是从心经入手，找出心经上的阴郄穴和少海穴，每次按揉不少于 80 次，每天按揉 3 遍。

同时，为了提升疗效，还应配合小肠经上的后溪穴、肾经上的复溜穴来按揉，按揉次数不能低于 80 次，每天按摩 3 遍，就能很好地保留住汗液，进而锁住心血。如果自汗只是偶尔出现，则无须太过担心，因为这种现象很可能为精神紧张，或是疲劳过度所致，通常情况下，无须进行针对性治疗，只要放松情绪即可。

不过，自汗、盗汗为内科疾病中较为常见的病症，有时出汗并非偶然现象，而是某种病症的外在表现，比如说结核病、自主神经功能紊乱等疾病均会导致自汗、盗汗症状，此时，采用上述方法就不好用了，应当到医院及时诊断、治疗。

我们在治疗自汗的过程中，一定要放松心情，避免过度劳累；经常参加各种锻炼，进而提升自身抵抗力；平时调节饮食，适当吃些补气血食物，如山药、红枣、鸭肉等，尽量避免食用寒性瓜果，少吃凉拌菜，多喝水，以确保体液的充足。

最后提醒大家注意，若是由于严重疾病导致的汗液不止，并且伴随着浑身发冷、战栗、口渴等，均不属于自汗范畴，要及时到医院就诊。

心口痛，调养气血症可消

《黄帝内经》中有云："心为气血所养。"如果一个人先天气血亏虚，此时再遇到外邪干扰，特别是情志所伤，大多数人都会引发心脉阻塞，导致心口疼痛。电视中出现的很多大家闺秀常常捂胸蹙眉，凄楚动人，那么她们为什么会皱着眉头，按着胸口呢？

出现这种行为很可能是患上了胸痹胸痛，这是中医对疾病的一种说法，即现代医学中常常提到的心绞痛、冠心病。从中医的角度上说，胸痹心痛为正气亏虚，或寒凝、痰浊、气滞血瘀等毒邪侵入体内，阻塞心脉，使得心中阳气不足、气血不畅而致。

患者经常会伴随着左胸闷痛，有时候疼痛甚至会达至背部，同时伴随着心悸、气短、呼吸不畅，剧烈喘息、睡觉时不能平躺、面色苍白、冷汗频出等。

治疗心痛的关键是补充气血，让心脏得到更好的滋养，很多医家在为患者治病的时候都遵循此原则。

对于心脾两虚引发的胸痹心痛的患者来说，可以喝些归脾汤；心阳不振而导致胸痹心痛的患者，可以喝些桂枝甘草龙骨汤。

中医治病讲究的是辨证施治，我们每个人的身体状况都是不同的，所以，服用汤药的时候应当遵循医嘱，而不是擅自用药。

对于普通患者来说，可以通过食疗加按摩的方法来改善身体状况，下面就来介绍一下治疗胸痹不通的按摩方法：

按摩至阳穴（第 7 胸椎棘突下凹陷中）、膻中穴（前正中线上，两乳头连线的中点）、关元穴（位于脐下三寸处）、间使穴（曲泽和大陵连线上，腕横纹上 3 寸，掌长肌腱和桡侧腕屈肌腱间），能够很好地缓解心痛症状。每天按摩数次上述穴位，每次按摩 10 分钟以上，能够很好地改善心口痛症状，长期坚持按摩，可以逐渐治愈心口痛。

不过，心痛是种慢性病，患者应当耐心地调理，坚持服药，进行适当的穴位按摩，同时配合相应的食补。

羊心就是非常不错的食补材料，可以买一块羊心，同大枣一起煲汤，每个星期吃三四次，就能够缓解心痛症状。

三七是非常不错的活血化瘀之品，古书之中有云：“三七和营止血，通脉行淤，行淤血而敛新血。”心痛患者表现出的各种不适症均与气血不畅有关，使用三七能够畅通气血。可以买些三七泡水，代替茶来引用。

此外，心痛和情绪之间有着密切的关系，在吵架、怄气、受惊吓时很容易发病。所以，控制好自己的情绪也是在防治胸痹心痛。

心苦缓，急食酸以收之

前几天看到一部非常有意思的电视剧叫作《我叫王土地》，里面有一个情节让我记忆犹新。就是有一个叫杨大业的财主，他非常的吝啬。杨大业被土匪抢去了银圆后，又被王土地“借走”，整日喊着要杀人要钱，当王土地把钱还回来的时候，杨大业望着白花花的银圆，异常兴奋，最后居然发疯了。这个情节让我非常感兴趣，杨大业平素是最抠门的，什么事情都要“亲力亲为”，舍不得花一点钱，最后落得个疯癫的下场。

其实，像杨大业这样，因为过于激动而发疯，甚至死亡的情况不足为奇。而《范进中举》中年纪过大的举人范进则是一个非常鲜明的例子，因为榜上有名，弄得自己疯疯癫癫。“乐极生悲”的例子不胜枚举。

很多人觉得这些故事都是由人杜撰的，一点也不真实。其实，艺术表现虽然高于生活，但是来源于生活。因为过于激动导致身体出现问题可真不是杜撰出来的，它是有医学根据的。情绪之所以能影响身体，最大的原因就是气。上文已经讲过，气是生命体活动的重要因素，各种强烈的精神刺激都会妨碍气的正常运行。人在非常兴奋的时候，体内本来正常运行的气，会因为突然受到情绪的变化，运行的方向出现变化。就如同厄尔尼诺现象对大自然造成的破坏一样，这种体内气血出现非常大的干扰，就如同大海上出现的龙卷风，对身体健康的破坏力很强。

每逢过年过节，医院里就会增加很多心脏病、心脑血管疾病的患者。健康类的节目，就开始告诉人们如何的进行养生，保养身体。可惜，这些节目一般只会从饮食和生活习惯上去说，却不知道一到过年过节，过于激动兴奋也会影响我们的身体。

现在的年轻人都不习惯与老人住在一起，再加上工作繁忙，回家陪伴老人的机会也是越来越少。老人呢，孤零零的，孩子经常不在家，精神非常空虚。这一放假，孩子们都回家了，很高兴，做了非常丰盛的一大桌子菜。但是脾胃很难消化，于是要把供应心脏的气血调动到脾胃上，而人愉快和激动的时候，心气就是涣散的，还要帮助脾胃消化，自然就会气血不足，突发心脏病的可能性也就大大增加了。

所以，老人们在家里必须给自己找一点事情做，不应该将精神全部寄托在孩子身上。过节的时候，也不要过于高兴而吃很多，对于那些非常油腻的食物，千万不可多吃。当然，需要告诫年轻人的是，经常回家陪一陪老人，不要让老人的情绪波动过大。古人在谈论孝道的时候就讲“父母在，不远行”。虽然现代社会并不一定按照这句话的意思来做，但是抽出一些时间，勤快点，经常回自己的家，让老人感受到子女是关心自己的，不至于双方总不见面，一见面老人就非常激动。

人逢喜事精神爽，都希望开开心心地度过每一天！但要将自己的情绪控制在一个合理的范围内，并不是很容易做到的。这时候该怎么办呢？其实并不难，高兴的时候多吃一些带酸味的食物。从中医的角度讲，酸味有收敛的作用，有凝气固神的作用。

在《黄帝内经·素问·臧气法时论》中讲："心苦缓，急食酸以收之。"在清朝康熙年间的名医高士宗在其《黄帝内经·直解》中讲得更加清楚："志喜而缓，缓则心气散逸，自伤其神矣，急宜食酸以收之。"意思是指在高兴的时候，最好吃一些带有酸性的食物收敛一下，不能让心气过度涣散。现代医学也一再强调，酸味食物是心脏病患者最好的选择。

现在我给老年朋友和心脏不适的患者介绍一道山楂肉干，既美味可口，还能有效地预防心脑血管疾病的发作，虽然是肉类却不油腻，偶尔品尝几次是没有问题的。这道山楂肉干既可以预防心脏病、高血压等老年疾病，还有健脾开胃的功效。

做法如下：将买回来的瘦肉洗净去筋，然后把事先洗净的山楂去杂质，拍破，另外，葱姜切片备用。

将洗净的山楂放在水中煮沸，后加入瘦肉烹煮，肉至六七成熟捞出山楂。将肉放凉后切成 5 厘米左右的细条。用酱油、姜、葱、料酒、花椒搅拌，并且腌制 1 小时，过滤水分。

然后放油将锅烧热，接着将腌制好的肉条放入油锅中炸，肉条成黄色以后出锅，将油滤去。然后再往锅中放油，将山楂放入锅中过油，最后将肉条再放入锅中，反复翻炒，小火，然后放入香油、味精、白糖，和匀起锅。美味好吃的山楂肉干就做好了。

菜中加入了山楂，有很好的开胃健脾的功效，对于那些有忌口问题的老年人或是病人，是一道非常不错的开胃菜。逢年过节，将这道菜端上餐桌，不仅色香味俱佳，而且可以很好地收敛心气。

心病更需心药，有效延缓衰老

中医当中有这样一句老话叫作“万病皆由心生”，还有一句话说“治病不疗心，等于扔黄金”，我们延缓衰老的过程中，也是如此，想要让自己更年轻一些，首先心态是最重要的。

大家应该记住：一个人的内心与健康是相通的，忧愁、愤怒、恐惧都会让这些原本无形的情绪转化成浊气，从而使老化速度加速。既然病“皆由心生”，那么完全可以用“心药”的方式让浊气化为乌有，延缓衰老，“心药”实际就是让我们保持愉快的心情和祥和的心态。

其实，在《黄帝内经》当中就有对“心药”的论述。原文记载为：“主不明，则十二宫危，使道闭塞而不同，形乃大伤。”其中，“主”就是指人的情绪、心态，总的意思是说，假如一个人的情绪很糟糕，心里就像是长了草，乱糟糟的，那么他身体所有的脏腑器官都会受到威胁，而且经络也会不通。此时身体出现种种衰老、疾病的事情也就再正常不过了。“心不明”的时候，就算每天都吃滋补品都没有用的。因为想要滋补之物被身体吸收，就应该保持平和的心态。治病不治“心”，一切措施都是徒劳无功的。

说到这里，让我想起了一位老中医对待癌症时的态度。2000 年秋天，这位老中医因突发肠道大出血而被送到医院，检查结果出来之后，让所人吃惊的是，造成其出现大出血症状的主要原因是结肠癌。很多人可能一听到是癌症可能就立刻支撑不住了，但老中医并没有因此而改变，他每天依然是笑嘻嘻的。在一次采访中。他对记者说:“这个肠癌我是蔑视的，因为肠子非常的长，去了一点儿，没关系，顶多是把底下去掉，再开个洞。”事实也像老中医预料的那样，轻松乐观的心态让他在手术后恢复得非常好。

然而，命运好像喜欢与这个笑对人生的老人开玩笑似的，距离第一次癌症治愈还没有过半年的时间，这位老中医又被确诊为左肺上叶肺鳞癌。不过，第二次癌症依旧还是没有改变老中医脸上的笑容，没过多久，他就出院回家了，又如往常一样为患者诊病。

谈到两次抗击癌症的经历，老中医说:“如何延长生命，尤其是提高自己的生命质量，是有学问的，这学问就是：不可妄求，而怕死就是妄求。老想着自己如何做才能长寿，这违反自然规律呀，这是我们根本做不到的，你心态一淡，反倒让生存的时间变长了。”

对于我们而言。如何通过“心药”抗衰老呢？首先，“心药”这味药，并不是我们额外往里面加进去的。你只要给自己的内心腾出一个干净的地方就可以了，也就是将“妄求”之心去掉。人之所以难以平静，就是心中被很多额外做不到的东西所困扰，我们要做的是将“心药”旁边的障碍物搬离。另外，人应该保持正确的生活态度，找回真实的自己和善良的心。当内心积极向上的时候，气血在全身的流通就会更加舒畅，抵抗力也会增强，疾病对身体的危害也会降低很多。

第五章

肝主代谢，养好肝才能排净毒

肝有问题，女人容颜易“褪”

女人每个月都要经历月经，并且，女人的一生中还要经历怀孕、生产，甚至流产的过程，这些过程都会让女人的身体大量失血。当了妈妈之后，还要哺乳，乳汁也是由母体中的优质血液精华凝练而成的。并且，女性大都较柔弱、爱哭鼻子，而眼泪也是血液化生而成的。不管从女性的生理还是心理特点上来看，女人的一生都在大量失血，因此，中医中有句话，叫作“女子以血为本”。

的确，女人离开血液就会花容失色，如同不能被清水浇灌的花朵一样。女性肝缺血，会生出大量皱纹，面色枯黄，唇甲苍白、头晕、眼花、乏力、心悸，而且会加速衰老，有的人甚至会出现四肢麻木、月经量少，甚至闭经。

女人体内的肝脏如同血库一般，负责贮藏、调节、分配人体中的血液。此外，肝脏还负责将血液输送到身体需要的地方。我们所做的每一个动作，都需要依靠肝脏的指挥。并且，肝脏还能够根据身体情况调节循环血量：身体处在睡眠状态的时候，需血量减少，部分血液就会流进肝脏储藏起来；等到身体开始工作或剧烈活动的时候，血液就会从肝脏输送至静脉，供全身所需。

女性大都心思缜密、多愁善感，正是这样的心理特点，使得女性更容易患上肝郁。从五行的角度说，肝负责指挥脾胃活动。正常情况下，它们互不干涉，各司其职，可一旦我们生气或郁闷，就容易出现肝气过旺或肝气郁结，肝就会将其所受之气撒在他的下属脾胃身上，进而造成肝旺脾虚，医学之中常将其称作“木旺乘土”。

我们常听人说自己“气都气饱了”，我们会跟她说，不值得啊，再生气也得注意自己的身体。因为我们知道，她不想吃饭是生气所致，肝气郁结，肝就会将气全部撒到脾胃上，脾胃受委屈，就会没有什么精神发挥出自己的功能来，人就会不想吃饭。因此，生气不想吃饭只是身体的本能反应，只有让当事人肝顺了气，脾胃才能正常工作，也就想吃饭了。

此外，肝气郁结的女性容易乳房胀痛、月经不调，甚至患上子宫肌瘤。眩晕、腹泻、反胃、呕吐、腹胀、便秘等脾胃系统疾病也会找上你。肝的面部反射区是左脸颊，因此，一旦出现肝火旺盛，左脸颊上就会长痘痘；如果是肝气郁结，或不根据五行属性乱吃补药，容易长色斑；若色斑成片成片长出，此时应当注意，很可能为抑郁症或重大肝病发出的警惕信号。

肝系统疾病患者治病的原则就是保持好心情，因为只有拥有好的心情，再配合具体的治疗方法，才可达到事半功倍的治疗效果。

那么肝脏不好的人都有什么样的特点呢？

一、面颊和两颧骨长痘痘，毛孔粗大。

二、肝血不足的女性经量会越来越少，甚至闭经，使得子宫、卵巢萎缩。

三、肤色发暗，如同白纸撒了层灰，双眼发干、发涩，视物模糊或夜盲症，则说明你肝血功能不足，导致眼睛营养供应不足。此外，肝属木，爱干燥，若出现眼屎增多、迎风流泪等症，很可能为肝经湿热。

四、女性患上筋病，身体柔韧性就会下降，头、颈等部位的转动出现问题，走路僵直、死板，不像少女那般婀娜多姿。此外，由于身体柔韧性下降，夫妻同房的过程中，容易疲劳。此外，肝主筋，人体关节处的各种不适症皆可归结为筋病，如关节炎、腱鞘炎、腰膝酸软等症。如果肝血不足，不能濡养筋，筋便会变得脆硬，易受伤，屈伸也会受阻。

肝在五形之中属木，肝好，身体关节才能灵活，肝系统才能收放自如，大脑在思考问题的过程中才会更加灵活，做事更得心应手、游刃有余，若平时不注意保养肝脏，关节活动就会不灵活，思考问题容易一根筋。

水润双眼，揉捏耳垂即可得

我有个朋友，从事编辑工作，长期盯着电脑，经常会感觉双眼干涩，有时候眼皮还会跳个不停，需要通过眼药水来缓解，但是他担心长期使用眼药水会对眼睛产生伤害，毕竟“是药三分毒”嘛，滴眼药水毕竟不是长久之计，之后朋友问我有没有什么好方法能够在缓解眼睛干涩的同时没有副作用。

我给朋友介绍了两个简单的方法，既不用吃药，也没有副作用，并且绝对不会让眼睛感染，那就是——揉捏耳垂、滴蒸馏水法。

在我们的耳垂上，有 91 个反射区，耳垂就是眼睛的反射区，实际上，揉捏耳垂就如同在为眼睛按摩，这和做眼保健操的道理一样，不用记得那么多穴位，操作安全，而且不会对眼睛产生伤害。

揉捏耳垂的方法是眼部的保养佳法，眼睛突然干涩，还有个非常好的急救方法：从药店买个注射器，再买一小瓶蒸馏水，用注射器在蒸馏水瓶中抽取少许蒸馏水滴到眼中，滋润眼球。

这两种方法操作简单，而且随处可行，按摩的方法就不用说了，没有时间和地点的限制；蒸馏水滴眼的方法也可在办公室操作，买一小瓶蒸馏水带到办公室，眼睛干涩的时候就滴上两滴，补充眼睛所需。

蒸馏水不含杂质，是最洁净的水，用它滋润眼睛，不会产生副作用，并且，蒸馏水的价格低廉，安全、有效，但是要注意，千万不能用矿泉水代替蒸馏水。

饮酒无度，当心酒精肝找上门

酒精肝指的是长期酗酒对肝脏的损伤，包含酒精性脂肪肝、酒精性肝炎、酒精性肝硬化。此病属中医酒疸、积聚、胁痛等病的范畴。国外有这样的报告：平均每天的饮酒量达到 80 克，持续 2 年就会诱发肝损害。平均每天的饮酒量在 160 克以上，并且持续 5 年，90% 会出现各种肝损害，按此饮酒量 10 年以上，34% 会出现慢性肝炎，25% 会出现肝硬变。酒精性肝硬变占各种肝硬变病因的 54% ~ 84% 。

酒精进入到人体之后，90% 会在肝脏中被分解，但是过量的酒精会对肝脏产生直接损害。通常情况下，50 ~ 70 克的酒精会引发急性中毒，250 ~ 500 克会致死。当然了，不同的人对酒精的耐受程度不同。对酒精引发的并发症的敏感程度和遗传、性别有关，实验表明，年龄越大，酒精的代谢速度会随之降低。

每种酒所含的酒精量都是不同的，酒精进入人体之后，其中的 10% 会通过肠胃排出，而 90% 会通过肝脏代谢，酒精的主要成分为乙醇，乙醇进入肝脏后会氧化为乙醛。乙醇、乙醛都可直接刺激、损害肝细胞，让肝细胞出现脂肪变性、甚至坏死。

酒精性肝病的发生和饮酒量、饮酒年限、性别、遗传、营养、乙型和丙型肝炎病毒感染等有关。

女性对酒精的敏感程度要比男性高些，因为女性的体型相对小些，体内脂肪含量高，饮用的酒量相同，其血液酒精浓度也会比男性高，并且，女性体内的乙醇脱氢酶比男性低，所以，比男性更易出现酒精性肝病。即使停酒，女性也可能从酒精性肝炎转变成肝硬化。

远离脂肪肝，要有好习惯

脂肪肝是肝细胞内脂肪堆积过多导致的病变，属于可逆性疾病，早期治疗可以恢复至正常状态。

随着人们生活的日趋不规律，脂肪肝已经成为现在常见的肝脏疾病，发病较轻时对人体不会产生什么影响，但如果不及时治疗，任其发展，就很有可能会导致肝硬化、肝癌等不可逆疾病。

脂肪肝临床表现非常多，轻度时基本无症状，容易被忽视，有时会出现轻微疲乏感，多数脂肪肝患者身体肥胖。中重度脂肪肝患者食欲下降、身体乏力、恶心呕吐、体重减轻，肝脏部位或上腹部出现隐痛等。并且，脂肪肝患者通常伴随着舌炎、口角炎等症，还会出现皮肤瘀斑、四肢麻木等末梢神经改变。少数会出现消化道出血、牙龈出血等症状。重度患者还可能出现腹水、下肢水肿、低钾血症、低钠等症状。因此，我们一定要培养良好的生活习惯，以预防脂肪肝的发生。

一、调节情志

平时应当保持开朗的心情，不暴怒，少生气，规律生活，注意劳逸结合。因为情志与肝脏之间有着密切的关系，“怒伤肝”，由此可见，负面情绪对肝脏的伤害还是不小的。

二、控制饮酒

我们喝下去的酒，绝大部分酒精要通过肝脏进行代谢，因此，经常大量饮酒者，肝脏负担会越来越大，应当限制饮酒。

三、适当运动

有氧运动可以改善机体代谢、燃烧脂肪，还可愉悦身心，提升机体免疫力。进食量应当和体力活动相协调，保持适当体重，坚持运动，可增加肝脏内脂肪的分解、消耗，脂肪的含量下降，脂肪肝的发生也就能够避免了。

四、合理饮食

饮食应做到定时定量，晚餐应当尽量少吃些，吃七八分饱即可，营养要均衡，食物要多样化，最好以谷物为主，同时多吃些果蔬、奶制品、豆制品等；适当摄入些肉类，应尽量少吃肥肉、动物脂肪。果蔬里面维生素、纤维素、木质素、果胶、无机盐等皆为肝脏必不可少的营养物质，并且，新鲜蔬菜里面富含脂溶性物质，可促进人体中脂肪的消退。

五、吃荤后不能立即喝茶

很多人吃过肉、蛋、鱼等高脂肪食物后，会喝些茶来解腻，实际上，这种做法是很不科学的。茶中的鞣酸会同蛋白质结合，生成鞣酸蛋白质，这种物质能够减缓胃肠蠕动，很容易导致便秘，还会加重有毒物质、致癌物质对肝脏的毒害作用，久而久之，诱发脂肪肝。

丑时睡得深，肝功能旺盛

《黄帝内经》中认为，丑时体内阳气比子时更为壮大，但不会一味向上升发，丑时当令的肝经主藏血，可起到收敛之功。到了丑时时，人一定要熟睡，睡得好，才能够养好肝血。有句俗话说得好：“睡觉治百病。”从中医养生的角度说，睡眠是每位患者必须掌握、遵循的养生之道。

在人的整个生命过程中，约1/3的时间处在睡眠状态，由此可见，睡眠对于人的生命过程来说尤为重要。中国历代的养生学家都认为：睡食二者为养生之要务。睡眠对于平衡人体阴阳来说非常重要，那究竟如何睡觉才是合理的呢？即遵守“日出而作，日落而息”。四季的睡眠规律为：春夏季节晚睡早起；秋季早睡早起；冬季早睡晚起。这就是根据自然规律定下来的睡眠规律，也就是春生、夏长、秋收、冬藏，及太阳升落时间。

虽然通过睡觉来养肝是非常简单的事情，可对于现代人来说，尤其是经常参加各种应酬的人来说，丑时可能正在娱乐的兴头上，精神处在兴奋状态，根本睡不着或者不能睡。这样一来，肝脏就必须继续运转，输出能量，以维持人的正常思维、行动，使得新陈代谢不能完成，这样的做法非常伤肝。

因此，丑时不睡觉的人多面色灰黄、精神倦怠、易急躁。如今，很多人患上了乙肝、脂肪肝等肝病，究其患病原因，都和丑时不注意养肝有一定的关系。所以，不管有何种应酬，还是睡不着，都应当尽量在丑时进入深度睡眠，以免影响肝净化血的功能。

现代人的工作、生活压力都比较大，基本上不可能在丑时时入眠。虽然说有些事是可以变通的，但睡眠的时间是马虎不得的。

中医提出过这样的睡眠机制：阴气盛则寐（入眠），阳气盛则寤（醒来）。因此，夜晚要在子时前上床睡觉，子时进入最佳睡眠状态。《黄帝内经》之中有这样的睡眠理论：夜班子时为阴阳大会，水火交泰之际，称作“合阴”，为一天中阴气最重的时间，阴主静，因此，半夜的时候一定要处在深度睡眠状态。

如果条件允许，最好晚上 9:00 的时候就开始睡眠。虽然现代人大都喜欢夜生活，但身体健康是个耗费了就很难重生的东西，所以，为了身体健康，也应当及早入眠，如果实在为难，也应当在晚上 11:00 以前就寝。

但是有的人会说，不是我不想睡，而是躺在床上实在睡不着啊！针对这种失眠状态，教给大家几种简单的促进睡眠的方法。

一、临睡前喝上一杯温牛奶，注意，喝过牛奶之后要喝半杯温开水，以免损伤牙齿。

二、由于高血压而出现失眠或因怔忡不安而出现失眠的患者，可以取 50 克芭蕉根和 100 克瘦猪肉一同放入水中煎服，可催眠。

三、临睡前吃个苹果，或者在床头放些芒果、香蕉等香味浓郁的水果，能够镇静中枢神经，促进睡眠。

四、心虚、多汗、失眠的人，可以取一颗猪心切开，之后装入党参、当归，放入锅中蒸熟，取出中药，食用猪心，喝汤，效果是非常好的。

五、经常失眠的人，可以取适量莲子、龙眼、百合、粟米熬粥，能够帮助人迅速入眠。

六、取一勺食醋，倒进一杯冷开水中，饮用之后就能够促进睡眠。

久视伤肝，护眼相当于护肝

现在，电视、电脑、手机已经充斥了人们生活的各个角落，于是，很多人，尤其是年轻人，便形成了白天对着电脑工作，晚上对着电视机目不转睛，即使去厕所的时候都还对着手机看个不停的习惯。

《黄帝内经》之中有“五劳”的说法：“久视伤肝，久卧伤气，久坐伤肉，久立伤骨，久行伤筋。”其中，“久视伤肝”指的是肝开窍于目，肝受血而能视。

此外，现实生活中，小孩子如果经常看电视，通常不愿意和他人沟通交流，性格孤僻，属于心理疾病。老年人经常看电视很可能会因为电视节目里面的情节产生联想，引发过度兴奋或悲哀，导致失眠，影响身心健康。电视机被打开的时候，内部电子流会对荧光屏产生轰击，进而导致荧光屏上面产生出大量静电荷，静电荷对空气里面的灰尘有明显吸附之功，灰尘中大量的维生素、变色粒子会吸附到人的皮肤上，不可及时被清除，很可能长出大量斑疹。

有些人会由于长时间盯着闪烁的荧屏而出现眼球充血、流泪等，很可能诱发神经疲劳、视力暂时衰退等。有的人喜欢边看电视或边玩游戏或边吃东西，岂不知，这样很容易引发消化道功能紊乱。

有的人长期坐在电视机、电脑旁边，活动量就会相应降低，体内的消耗量也会减少，进而引发皮下脂肪堆积，容易诱发肥胖。

心脑血管疾病患者，在观看刺激性较强的节目时，容易诱发高血压、心脏病等，而这些症状在现实生活中也比较常见。

实际上，不仅是看电视和电脑，看书和看报的时间久了同样也会导致血虚证。精、气、神等全部集中于“视”上，对于身体健康也是不利的。

那么我们应该怎样做才能避免这些不适的发生呢？应当“适视养血”。若我们合理地安排自己的时间看书、看报、看电视等，就能够保持自己的精神愉快、心情舒畅，还能够健运脾胃，增强食欲，这样一来，血液的生化才能更充盈。对于喜欢看电视、玩电脑、玩手机的人来说，应当有节制，时间不能过长，特别是看电视的时间不可超过夜里1:00，持续看电视超过1小时，应当闭上眼睛休息一下，向远处眺望10分钟左右，每天看电视的时间不能超过4小时。

电视机的放置高度应适宜，正好同视线处在同一水平，不能超过1.3米，这样能够防止长时间抬头、低头或弯腰引发不适，能够保护视力。平时看电视的时候，最好打开灯，因为我们的眼睛中有种感光物质，叫视紫质，感光太久，视紫质的含量会降低，眼睛看不清楚，干燥，不舒服，会受到伤害。开灯的时候，侧射光为红色最佳。

房事过度亦伤肝

其实，肝病在过去并不常见，但是由于现代人生活习惯、工作习惯等的不规律等易患肝病。现代人要顾家庭，在外还要为了赚更多的钱而拼命工作，而劳累就很容易伤肝。这里所说的劳累包括劳力、劳神、房劳。劳力过度，会耗上肝气；劳神过度，会暗耗阴精；房事过度，会耗损元气。

现在这个社会，竞争非常激烈，生活节奏日趋加快，疲劳感就会袭来，特别是脑力劳动为危害上班族健康的主要因素。由于长时间处在高强度的工作状态，过度劳累使得肝气偏弱。疲劳首先损伤的就是肝脏。一个人如果长期处在疲劳状态，身体的免疫力会下降、生物钟紊乱、生活不规律、免疫功能失调等，皆为肝病的诱因。特别是有肝炎病毒感染史、慢性肝病患者，都应当提高警惕，千万不能疲劳过度，应当劳逸结合。

房事过度也会伤肝，主要是因为肝主筋，而生殖器官属筋，房事过度，筋就会出问题，势必会影响肝脏健康。此外，过度劳累，还会伤及手脚、腰背等关节、筋骨，使得筋功能受损，进而损伤肝脏。

尤其是肝硬化患者，睡前节欲是非常重要的。肝硬化早期应当尽量减少房事次数；肝硬化晚期要禁止同房。纵欲过度会伤肾，肾脏受伤会影响人体水液的正常代谢和排泄过程，引发水液停留。所以，会加重肝硬化患者的腹水的门脉高压，进而导致食管、目底静脉曲张，容易发生上消化道出血，后者为引发肝硬化患者死亡的重要诱因。

肝硬化的患者如果房事过度，性交的过程中会导致静脉压明显上升，容易诱发消化道静脉破裂，进而引发大出血。所以，性生活不节有的时候会成为上消化道出血的主要诱因。

通过上面的介绍我们也能看出来，肝硬化患者房事过度，对于疾病的康复是不利的，还可能会导致消化道出血、肝昏迷等症。所以，肝硬化患者一定要注意节欲。尤其对于女性患者来说，因为晚期伴随着病态性欲亢进，更应当从思想上战胜自己，警戒性生活。

大敦穴，帮你养肝的穴位

大敦穴为肝经上的第一个穴位，取穴的时候，可采取正坐或仰卧姿势，大敦穴位于大拇指（第二趾一侧）甲根边缘 2 毫米处。大敦穴也是肝经之井穴，即为气汇聚之处。

我们在生闷气、心情不畅之时可用大拇指按摩大敦穴，此时按摩能够感到酸、胀、痛。每次按摩 3 ~ 5 分钟，先左后右。艾灸此穴效果会更好。并且，用指甲轻掐此穴还能够通便藏血，因此，肝经上的大敦穴可治疗出血症，其主要表现为下焦出血，如崩漏、月经过多等。用大敦穴治病的时候，常用方法为艾灸，艾炷灸 3 ~ 5 壮，艾灸 5 ~ 10 分钟。此外，大敦穴还具有非常好的养生保健之功。很多人有过这样的经历，一天到晚忙着工作，身心疲惫，躺在床上不能入睡，清晨起床的时候神志不清，身体疲倦，没有精神。上述症状很容易出现在 30 ~ 40 岁的中年人中，如果持续这种状态，会对身体和精神产生巨大危害。出现上述状况，可以尝试着按摩大敦穴，能够治疗昏睡，让人顿觉神清气爽。按压的时间为 7 ~ 8 秒，之后慢慢吐气，每天睡前重复 10 次左右，等到第二天起床的时候就能够看到效果，如果清晨起的比较晚，也可以在床上按压此穴。此外，大敦穴还有很多养生保健之功，如治疗疝气时、火气旺盛时均可按揉大敦穴。

当然了，在进行穴位按摩的同时，还应当懂得进行自我调节，每天笑口常开，态度积极，同时配合穴位的按摩，才能够更好地养肝。

下面就来为大家介绍几个职场上让你心情舒畅的方法。

一、笑口常开

每天想办法为自己找些开心的事情做，如听相声、小品，或是看看漫画书，多让自己笑笑，心情就会变得愉悦，压力也会随之减小。

二、吃香蕉

每天吃上一根香蕉，有助于保持好心情，还能够预防便秘。长时间加班会影响人体的内分泌，进而出现便秘，而吃香蕉正是个一举两得的好方法。

三、认真工作

当你觉得不顺心的时候，不如将所有的注意力都集中在工作上，人在专注于一件事的时候，很容易将事情做好，而将无关紧要的事情抛之脑后，这样一来，不但本职工作做好了，原来让你生气、抱怨的事情也就忘得差不多了。

肝经气血充足，让你不在近视

在以前，只有读过很多书的人才会戴眼镜，所以戴眼镜被看作一种有学问的象征。但是现在，走到大街上就会看到戴眼镜的人，就连小学生都有不少配戴眼镜的。

据有关部门统计，目前患有近视的人数已经达到了 2 亿，而且数量还在增加，这其中有两个最主要的原因，一个是没有防范近视的意识，另外一个就是用眼习惯不良，最终将原本可以治愈的假性近视变成真近视。

我们知道，眼睛与肝之间的关系是最为密切的。在《黄帝内经》中讲到“肝开窍于目”，假若肝脏出了问题，就会对眼睛有影响。假若气血不充足，眼睛就会发干、发涩并带有胀痛感，看东西不清楚。可能我们曾经有过这样的感受，如果在晚上没有获得充足的睡眠，早晨起来之后眼睛就会非常的不舒服，更有甚者是满眼血丝。这是为什么呢？

这主要是因为在晚上三点的时候正是肝经当职，假若休息得不充足，气血就不会纳入肝经，这样就会影响第二天肝经气血的输入。由于眼睛与肝脏的密切关系，所以肝脏的问题就会在眼睛上体现出来。再比如长时间地注视电脑或是电视，眼睛也会有疼痛感，视力越来越模糊，如果闭目养一养精神，就会感觉不那么难受，其实这也是肝经得以休息的缘故。从另一方面讲，如果眼镜使用不当，也会对气血肝脏造成影响，二者之间相互影响。

了解了气血肝脏与眼睛之间的关系，你可能就知道近视的主要原因了：近视主要是眼睛过度疲劳，经常用眼伤害到气血；或者肝肾亏虚，精力不足，导致视力减弱，无法看清楚远处的东西。

这样看来，近视并不是无法治疗的，关键是看有没有治疗的决心，能否改掉不良的用眼习惯。如果你一边治疗，一边盯着电脑不放，或者不注意眼睛保健，这样的情况，治疗近视就是在缘木求鱼，不可行而为。

关系近视的原因，在中国古代已经早有了认识，在《审视瑶函·内障》中讲：“肝经不足肾经病，光华咫尺视模糊。”而在《诸病源候论·目病诸候》中讲：“劳伤肝腑，肝气不足，兼受风邪，使精华之所衰弱，故不能远视。”对于近视的原因都很一致，都是因为气血不足、肝肾亏虚所引起的。

这样看来，可以将近视分成两种情况。一种是因为气血不足所导致的，也就是眼睛疲劳，导致气血损伤，致使看不清远处的东西。这类近视的患者，眼镜的度数越大，眼珠向外凸出得越多。既然是由气血不足引起的，那治疗的主要方法无非是补充气血，从临床上讲，治疗这种疾病一般都会用到当归补血汤。

就像是以前我的一个患者，年纪非常小，两只眼睛就有 500 度的近视，他父母认为是孩子看书、看电视导致的，所以开始不让孩子看电视了，但是这样持续了一段时间，并没有什么效果，经人介绍找到了我。我让孩子每天都进行穴位按摩，孩子只持续了一个月，他的父亲就给我打来了电话，孩子的视力已经明显好转，过了八个月，孩子的视力基本恢复了正常。

当然，除了按摩穴位以外，还可以利用饮食调理的方法治疗近视，主要的原理就是补肝血。现在介绍给大家一种茶饮品，也对近视有治疗的作用，那就是芝麻核桃乳蜜饮。

这种茶的制作方法非常简单，只需要到超市买炒过的核桃仁和黑芝麻，然后放入牛奶或是豆浆中一冲就可以了。对于那些偏好甜食的人，还可以放入一勺蜂蜜，既可以当作早点饮品，还可以当成下午茶。

核桃仁性味甘温，可以滋养肺肾两经，能补肾增精，益智健脑，黑芝麻味甘性平，归入大肠经、肝经、肾经，补肝肾、养精血；如果是加入牛奶或是蜂蜜，还可以起到滋阴润燥的作用。

还有一位患有轻度近视的患者，通过我推荐的按摩穴位和食疗方法，不仅治好了近视，便秘的毛病也有所改善。

眼睛是心灵的窗口，只有气血充盈，才能够给我们一个更好的视野，因此，希望摘掉眼镜的朋友和不希望戴眼镜的朋友，一定要养护气血，保护我们的势力。

口苦：理气疏肝，祛除内热

在我诊病的时候，经常有老人对我说嘴苦。孩子给老人买了不少的食品，甚至买了不少年轻人吃的零食巧克力之类的零食，但是吃在嘴里还是非常苦，自己也找不到原因。

在这个时候，我一般会向患者介绍一种甘菊花醪酒，就是将适量的菊花和酒一起煮沸，放温以后饮用，每天就当作饮料喝，非常简单。很多老人喝了这种酒以后，都反映效果不错。

就是这样一个清肝平肝的小方子。老年人一般都是气血亏虚，再加上一个人在家里，没有事情可干，孩子们都在忙工作，很难抽出时间陪老人。他们就会经常的胡思乱想，致使肝气淤阻，出现各种病症。口苦只是一个很小的问题，如果是不去治疗，肝经可能会出现更多问题，让身体承受很大的负担。

可能大家都不知道，为什么肝气淤阻会导致嘴苦？这就必须要寻根溯源了。正常情况下，我们的口腔里面是非常清爽舒适的，但是有的人会觉得嘴里是甜的，嘴里是甜说明脾热，而嘴里苦说明肝有热。人的情绪在非常郁闷的时候，嘴里就会发苦，因为肝是主管情感的，心情郁闷导致肝气郁结，气滞就会出现血瘀，肝胆相为表里，肝血如果不能畅通，郁积在体内，就会导致胆气溢郁，口苦自然就出现了。在《黄帝内经·素问·痿论》中讲到“肝气热，则胆泄，口苦”。

治疗口苦最为主要的方法就是理气疏肝，祛除内热，最好的方法吃龙胆泻肝丸，这是中成药，说明书上都有吃法。但是从我个人的角度讲，不主张采用药物治疗的方法，本来肝就是积热的脏器，气行不畅，还肩负着排毒的功效。所以，如果症状不是很严重的话，建议经常喝几碗甘菊花醪酒。如果觉得非常苦的话，可以采用嘘气的方法，可以很好地平息肝火，让所有的脏腑处于一个非常平衡的状态。现在给大家介绍两种嘘气的方法。方法如下：

一种是嘘气的方法，呼气的时候念出“嘘”来，用两脚尖轻轻地点地，两手从小腹的位置向上抬起，手背对在一起，一直抬到与肩平衡的位置，两只手分别向左右分开，尽量向外呼气，再吸气的时候，两手从面前、胸腹轻缓的向下，放回到体侧。依照这种方法，重复 6 次。

还有一种就是呼气的时候念“吹”字的方法，脚尖点地，脚掌、脚心抬起，两只胳膊从两侧抬起，从后背绕长强、肾俞穴向前画弧线，向前经过锁骨，双臂撑圆就像是抱着一个篮球，指尖相对。缓缓下蹲，(在下蹲的时候注意，上身应该尽量保持端正)两臂向下回收，呼气之后，双手平落在膝盖上。然后缓缓地吸气站起来，两臂垂在身体两侧。还是重复 6 次。

人的年纪大了，身体就如同用了多年的机器似的，如果不去好好地保养，就很容易衰老，导致出现各种的问题，这样也就有了各种的病症。

所以我们要时常注意自己的身体，不要觉得嘴苦是一件很小的毛病，就不加重视，我们一定要从小处养生，还自己一个健康的体魄！

思虑伤肝：食疗、调心“双管齐下”

当我们的身体一旦受到精神刺激而造成的心情不畅、精神抑郁的时候，将会严重影响到肝脏功能的正常发挥。而肝脏又是通过调节气机来辅助脾胃消化运输饮食精微，肝气郁结就会造成气机不利，不思饮食。

记得我曾经接诊过一位病人，马上就到了退休的年龄却下岗了。而且自从下岗之后就开始心情郁闷，整天茶不思，饭不想。特别是在下岗之后的两年，更是什么都不想做，整天坐在家中发呆，而且还出现了心烦、没有胃口、胃胀、打嗝、睡眠不好、梦多等症状。并且看什么东西都觉得不顺眼，甚至连自己的老伴看了都觉得心烦，儿媳妇、儿子、孩子更不要说了。最后老大爷的儿女们只好搬出去了，但是此时她又开始难受了。家人在跟前，他觉得烦；家人不在跟前，他又觉得委屈，觉得自己老了，儿女们不管自己了。最后，老爷子去医院进行了检查，可是却没有发现什么问题。结果弄得老爷子的儿女们也不知道该怎么办了。

后来，老爷子的家属找到了我，他说他已经好几天没有吃饭了，让我赶紧给老爷子瞧瞧病。我通过了一番细致的了解，知道了他的大体的症状，又发现老爷子总是唉声叹气，我给他把了把脉，发现脉也细弱无力，最后我确诊老爷子是典型的自主神经功能紊乱。于是，我给他开了一些逍遥丸，还有一些调养的方药让其回家调理，而且还建议他最好能够做一些心理方面的调节性治疗。

后来，通过心理脱敏治疗，以及相应的药物治疗，终于在两三个月之后，病人开始慢慢好转了。我记得有一天，他还特意跑过来和我说，感觉现在头也不疼了，也能够很好地吃饭了，睡眠质量也好多了，心情也舒畅了，总而言之，病情已经在一定程度上出现了好转。

当然了，在实际诊断过程中，病情严重到像老爷子这种情况的并不多见。但是出现心情好，思虑过度，不想吃饭到时候很多人都有过类似的经历。

《黄帝内经》中有“思伤脾”的说法，简单理解就是说一个人的精神心理活动与脏腑的功能存在很大的关系。

其实，不仅仅是思虑太过会影响食欲，就是不良的心理因素也会造成各种各样的身体疾病和精神疾病。中医上认为，月经不调、糖尿病、高血压、冠心病、心肌梗死、胃十二指肠溃疡等疾病都与心理因素有关。如果人出现了精神问题，那么就会导致人体的气血出现失衡，非常容易诱发疾病。《丹溪心法·六郁》曰：“气血冲和，万病不生，一有拂郁，诸病生焉。”因此，一定要保持良好的情绪。

我在这里为大家介绍四种缓解不良情绪的方法。

第一，学会放松。

在如今快节奏和竞争激烈的社会当中，人们的压力越来越大，也非常容易引起紧张、焦虑等情绪，从而导致胃内分泌酸干扰功能失调，造成食欲下降。因此，在平常必须要注意进行自我放松。我们每天可以通过冥想、瑜伽放松功等方式来放松自己。而且还应该有规律地生活、学习、工作，休息时间也要尽量保持始终统一。

在这里我再给大家介绍一种渐进式放松法：也就是把握好“紧张——放松——更紧张——更放松——更更紧张——完全放松”这一原则，对自己的身体能够从头到脚进行放松。当然，在进行渐进式放松法的时候，最好能够寻找一个相对安静、没有骚扰的环境进行。

第二，吃饭时心情要愉快。

在吃饭的时候，我们必须要保持愉快，有一个舒畅的心情，这样更容易促进食欲。如果是生气，或者是心情不好，或者是大怒、哭泣等情况下，最好不要进餐，更不要勉强进餐，等到心情平复之后进餐，这样才不会伤害身体。

第三，保持幽默。

幽默感对于不良情绪具有强烈的抵制作用，因此，在平常生活当中，我们应该多注意培养自己的幽默感。可以多看看幽默的笑话，多听听幽默的段子，多讲一些幽默的话，把原本过分认真的自己放松下来，能够用一种玩笑调侃的态度去处理严肃的事件。只有这样，我们才会活得轻松，活的自在。

第四，经常散步和晒太阳。

当你感到焦躁不安的时候，可以选择出门去散步，呼吸新鲜空气，这样对我们的身体是非常有好处的，特别是能够让我们体会到愉悦感。

别小看短短几分钟的散步，它可以让我们的血液当中的复合胺浓度升高，从而达到平稳情绪，减少焦虑的效果。

第六章

肺为气之本，肺好则全身气通

肺好，则全身气通

人体各个脏腑都有其特定功能，它们配合在一起，才使得人体正常地运转着。我们在前面也提到过，心为君主之官，有君就一定会有臣，而心旁边的宰相就是肺。肺和心同居上焦，离心非常近，所以《素问》之中称心为“相辅之官”。那么有人可能会问，为什么称肺为心之宰相？原因很简单，因为肺主气和肃降，朝百脉。

肺主气，即肺能主管机体之气出入、管理呼吸运动的功能。肺主气包括肺主呼吸之气、一身之气两方面。

肺主呼吸运动，能够实现人体自身气体交换之功，功能正常时，呼吸均匀、气道畅通，气体平衡出入，脏腑才可得到滋养，人体之生理功能才会正常。如果病邪犯肺，就会影响人体之生理功能，主要表现包括：胸闷、咳嗽、喘促、呼吸不畅等。

肺通过呼吸功能主持、调节全身脏腑组织之气，肺通过产生宗气起到主一身之气之功，功能正常，则一身宗气充足，气机通畅，呼吸调和。病理上，如果呼吸失常，就会影响宗气之生成和气之运动，临床表现包括：咳嗽喘促，少气不足以息，声小气短，肢体倦乏等。

以上即为肺主二气之功，虽然两种功能互用，可又取决于肺之呼吸功能。由于肺之呼吸调和为气的生成、气机条畅的基本条件。如果肺的呼吸功能失常，就会影响宗气生成、气之运动，进而导致肺主一身之气、呼吸之气减弱，如果肺之呼吸功能丧失，清气无法吸收，浊气无法排出，新陈代谢就会无法继续下去。人体生命活动一定会随其终止。

此外，脏腑组织之气缺乏、运行失常又会反过来影响肺之呼吸功能，进而导致呼吸功能异常。肺有宣发、肃降之功。其中，肺之宣发之功即肺气向上升宣、向外周布散的生理功能，这种功能主要体现在以下三方面：通过肺的气化功能，让体内浊气不断排出体外；让气血、津液输送到全身，进而发挥其滋养脏腑器官之功；宣发卫气，调节腠理开合，通过汗孔把代谢后的津液化成汗液排出体外。从病理学角度上说，如果肺失宣散，就会表现出以下症状：咳嗽、吐痰、喘促胸闷、呼吸困难、鼻塞、喷嚏、无汗等。

肺气有清肃下降、使呼吸道保持洁净之功。其生理功能主要包括：吸入自然界清气；将肺吸入的清气、由脾转输于肺之津液和水谷精微向下布散；肃清肺和呼吸道内的异物，进而保持呼吸道清洁。病理上，如果肺的肃降之功失常，就会引发一系列不适症，临床上的常见症状为：呼吸短促或表浅、胸闷、咳嗽、咯血等。

肺主宣发和肃降为肺的主要功能，二者之间存在着相辅相成的关系。肺之宣降功能正常，才能让气道通畅、呼吸调和，进而保持人体内外气体交换，才可让各个脏腑组织获得足够的气、血、津液，进而温煦、滋养身体，防止水湿痰浊停滞体内。病理上，如果肺气失降导致宣发无力，主要表现为：咳喘久致体弱，形寒，津气亏虚难达体表。

肺朝百脉，意思就是，全身血液都必须经过经脉聚集在肺中，通过肺之呼吸运动进行气体交换，之后输布至全身各处。生理功能上，肺主气，心主血，人体之全身血脉都流属于心，心肺的推动为血液循行之基本动力，血液可以正常运行，除了要依靠心肺的推动，还要依靠肺气之推动、调节，肺气虚弱，宗气缺乏，气机不调，就会导致心肺无法推动血行，进而影响心主血脉之功，临床表现为：憋闷、心悸气短、唇舌青紫等。

记得读高中的时候，同桌患上了肺炎，本来是个清清秀秀的姑娘，肌肤姣好，但是自从患上肺炎后，她的脸上就生出了许多小痘痘，大便开始不畅，服用很多药物都不见好转。经过一番仔细检查之后发现，她的肺功能受了影响，肺气之宣降功能失调。医生给她开了些宣肺降气的药物，脸上的痘痘迅速消退，大便也畅通了很多。

可能有人会问，大便和肺之间有什么关系啊？从中医的角度上说，肺外合皮毛，《内经》上提到，肺之病变会导致皮毛发焦、悴、夭、败，那究竟要如何做才能养护我们的肺？

其实，笑就可以清肺，因为笑的过程中胸腔会扩张，增大肺活量，伸展胸肌。笑可以宣发肺气、调节人体气机升降、消除疲劳、驱除抑郁、解除胸闷、恢复体力，下降肺气，和肾气相通，同时增进食欲。如果每天都能做到开怀大笑，肺即可吸入大量清气、呼出废气，加速人体血液循环，进而调和心肺气血，稳定情绪。

每天坚持一定的运动，如散步、跑步、做健身操等，进而增强体质，提升肺脏功能、抗病能力。

人体之呼吸形式主要包括两种：胸式呼吸、腹式呼吸。一般来说，我们平时做的都是胸式呼吸，但是胸式呼吸只有肺的上半部在工作，整个肺的 4/5 都处在“休息”状态，久而久之，中下肺叶得不到锻炼就会废用，导致肺叶老化，进而诱发各种疾病。

腹式呼吸是一种不错的健肺方法，所谓腹式呼吸即吸气的时候腹部凸起，吐气的时候压缩腹部，让它凹下去的呼吸方法。经常做腹式呼吸能够让机体获得充足的氧气，满足大脑需氧量，让人的精力更为充沛。

不过要提醒大家注意，最开始锻炼腹式呼吸的时候，不能急于求成进行太过深长的呼吸，也不要太过关注自己的呼吸，以免出现胸闷气短、呼吸不畅、憋气等。

提到保护自己的肺，有一点不得不提：戒烟。几乎每个人都知道吸烟有害健康，尤其会伤害到自己的肺脏，可仍然有很多人戒不了烟。

还要注意保持自己生存环境的清新，因为肺最主要的生理功能就是进行体内外气体交换，保持吸清呼浊，也就是吸入氧气，呼出二氧化碳，进而确保机体对氧气的需求。因此，日常生活中养肺时一定要注意保持周围空气的清新，无论是家中还是在单位，多开窗通风，保持周围环境空气的干净，多打扫室内，以免垃圾停留在房间内。

心脏有问题，可能是肺在作怪

我有个朋友，性格内向，不喜欢与人交流。按说这样的人通常都比较细心，可我这个朋友却并非如此，从来不关心自己的身体健康，细节问题更是看不到。之后他结婚生子，找了份工作，可以说婚姻事业都还算如意。

不过她这个人实在太闷，将一切重担都挑在身上，出现什么不适也不对家人诉出，没过多久，朋友就打电话给我，说自己的心脏出了问题。

原来，前几天早上，她刚走进办公室，却不知为什么昏倒在地，醒来之后发现自己躺在医院的病床上，着实吓了一跳，赶忙打电话问我有没有什么行之有效的保养方法。

我告诉她，每天上午 9:00 ～ 11:00 的时候按摩两只胳膊上的肺经，每只胳膊按 15 分钟左右，出现痛点、疙瘩处做重点按摩。此外，每天吃些五行益寿养心粥，抽出几分钟的时间练习脊柱调息法。并且，我告诉她按时作息，千万不能因为工作或应酬等想什么时候起床就什么时候起床，想什么时候睡觉就什么时候睡觉，这样的作息习惯对身体健康的危害是最大的。朋友坚持我教给她的方法三年，心脏病再也没有复发过，精力也更加充沛了。

当我们的呼吸变得急促，面色灰白或暗红，鼻子变硬或鼻尖长期肿胀、发红，手指或脚趾末端粗大的时候，应当及时到医院做相应的心脏检查。此外，长期在办公室工作、不喜欢运动、工作压力大、易紧张、肥胖者、吸烟者、糖尿病史者、高血压患者等，均易出现心脏病。

心脏不好的人，凌晨 3:00 ～ 5:00 ，即肺经当令之时，一定要躺在床上睡觉，这个时候，肺会将全身血液收起，之后进行分配，使得心脏处在暂时缺血状态。用脑过度、耗费心血比普通人多，心脏会相对脆弱；心脏病患者，心功能更差；老年人由于脏器退化，心脏功能也会越来越差。因此，上述三类人更要注意在肺经当令之时将血液合理分配，只有心脏中的血液充盈，才能起床活动。

通过上述介绍大家也能看出，心脏出了问题，不一定是心脏本身所致，还可能是肺分配血液不当所致，在肺经当令之时处在熟睡状态，是对肺和心脏最好的关心。

咳嗽以食疗，既好吃又治病

咳嗽，这是一种非常常见的疾病。作为医生，我们都希望用最简单的方法，达到治愈疾病的效果。关于咳嗽，我建议大家不要盲目服用止咳药，可以先通过食疗进行调理，我给大家推荐几款食疗方案：川贝雪梨盅、烘烤金橘、白萝卜饴。

说起咳嗽，我相信这个是除了感冒之外，大家最容易得的一种疾病。它的病因和表现也是不尽相同的，有的人是受凉、有的人是过敏、还有的人是偶尔咳嗽几声、甚至有的人是一咳嗽起来就无法控制，没完没了。

特别是到了季节交替的时候，很多朋友更容易出现咳嗽的情况。我身边的很多好友，也是一到换季的时候，就向我来咨询如何能够快速治疗咳嗽。

在我的这些朋友当中，他们有的是自己被咳嗽困扰，说不了几句话就会咳嗽不停，而有的则是家里面老人或者孩子咳嗽个不停。所以，大家都希望能够尽快把咳嗽治好。

其实，对于年轻人而言，咳嗽也没有什么大的问题，有的时候多喝一些白开水，或者是喝点止咳糖浆，不需要多长时间，咳嗽肯定会好。但是，对于老年人和小孩来说就比较麻烦了。因为很多老年人还伴随有其他疾病，不能够随便吃药，而很多小孩子因为怕苦，总是会抗拒吃药。所以，这一老一小的咳嗽就成了大问题。

所以，我一直建议大家能够通过食疗来解决咳嗽问题，接下来我就为大家相信介绍一下这些食疗方案的著制作方法和饮食注意事项。

第一，川贝雪梨盅。

先把去了皮和核的新鲜的雪梨加入川贝粉 3 克，用瓷碗盖好，之后再放在锅中隔水蒸软，稍微凉一些再食用。

也可以把新鲜的雪梨去皮，剖开去核，再放入适量的冰糖，放入锅中隔水蒸软。

川贝味甘苦、性凉、入肺经，清热化痰、润肺散结。雪梨性寒凉，《本草通玄》称其“生者清六腑之热，熟者滋五脏之阴”，而且生食可以去实火，熟食可以去虚火，对于上火引起的咳嗽具有很好的调理功效。

第二，烘烤金橘。

先把金橘放在火上烤，烤到橘皮变黑，之后放凉一些，再把皮剥掉，把烤好的橘子瓣挤成汁。如果你的家里面有电烤箱，那么就更简单了，直接把金橘放入烤箱当中烤 15 ~ 20 分钟，之后再取出，剥皮取汁即可。

对于 3 岁以下的孩子，一次只需要吃一个金橘，一天吃两次，坚持三天左右咳嗽症状就会明显好转。相对于大一些的孩子，一次可以多吃一些，吃两三个是没有问题的。

记得前不久，我一个朋友的孩子，感冒之后咳嗽不止，就是通过这样的方法，在吃了几天金橘之后，咳嗽就好了。

当然，如果你对于烤金橘非常不习惯的话，那么也可以将金橘洗净，之后再用牙签戳三个洞，放入水中煮沸，之后再放入冰糖，使用小火熬烂，晾凉之后再食用，效果依旧是非常不错的。

第三，白萝卜饴。

把白萝卜切成1厘米左右的小丁，再放入干燥、干净的容器当中，并且放满蜂蜜，盖紧；浸渍3天左右，此时白萝卜渗出来的水分就会和蜂蜜完全混合，可以一起放入冰箱保存；需要饮用的时候，每一次加入少许温开水，止咳的效果是非常好的。

如果临时想要喝，但是发现没有足够的时间浸渍，也不要担心，你可以把白萝卜磨碎，再加入相当于白萝卜三分之一量的蜂蜜拌匀，再加入温水饮用。

人们常说："冬吃萝卜夏吃姜，不用医生开药方。"因此如果你的身边有人经常咳嗽，那么这个白萝卜饴不妨经常准备一些。

也许很多朋友会问，你介绍了三种食疗方法，我感觉都很好，可是在我咳嗽的时候，到底应该选择哪一种更加合适的呢？

其实，我认为，选择哪一种并没有什么特别的说法，只需要按照你自己的口味来进行选择即可。

这些好吃、好用又好做的佳肴就可以非常轻松地让咳嗽消失得无影无踪，我们何乐而不为呢！

哮喘有区别，需对症下药

通常情况下，哮喘是比较温和的，只需要进行简单的治疗即可，哪怕是严重的哮喘，在经过了认真的调养后，还是比较容易治愈的。

哮喘最忌讳的就是延误治疗，一旦延误就很有可能会发展成为肺气肿、肺心病、呼吸衰竭、心脏衰竭，甚至死亡。而且，哮喘病人身边应该随时都有人陪伴，否则也是很容易发生问题的。

我的一个朋友，他家里面的一位老人，在去赶集的途中突发哮喘，结果被一口痰憋住，令人惋惜的是，当时他身边连一个人影也没有，更不要说懂得医术的人了，结果就在送往当地医院的路上，因为痰堵气管的时间过久而停止了呼吸。

中医认为，哮喘是由于肺、脾、肾三脏的功能不足，导致体内的津液凝聚成了“宿痰”，潜藏到我们的肺里。如果这个时候遇到一点风吹草动，比如外感风寒暑湿等邪气、疲劳过度，或者是吃了一些不干净的食物等，都会让这些在我们身体内潜伏的，不甘寂寞的“宿痰”，有机会一涌而出，从而阻塞我们的肺气，导致哮喘发作。

换句话说，哮喘的主要病因是“宿痰内伏”，正如《症因脉治·哮病》中记载：“哮病之因，痰饮留伏，结成窠臼，潜伏于内。”

中医也认为，肺朝百脉，对于血的运行有推动作用。哮喘病人如果肺功能不好，很容易导致血淤；哮喘时间长了，肺气也会受到损耗，气虚血运无力很容易造成血淤；痰淤再和它相互纠结，这样就会让哮喘反复发作。所以，肺脾肾三脏气血失调、经络淤阻这才是哮喘反复发作的主要原因。

不久前，我接诊了一位病人。我记得那天我刚到医院，就见到一位老人在一个小女孩的陪同下，一路咳喘着来到了诊断室。

我当时发现老人呼吸急促，不停地咳嗽，而且面色发青，虽然已经快到夏季了，而且物房间里面也没有开空调，但是老人却好像非常冷，浑身不停地发抖。女孩看见我更是非常焦急地对我说："医生医生，快看看我爷爷，他喘得不行了！"

我一边安慰女孩，一边开始为老人进行诊断，我发现老人舌苔白滑，脉象浮紧，咳出的痰也都是清稀白色的，而这是典型寒性哮喘的症状。

我随即询问女孩给爷爷吃过什么药没有，她说服用了定喘片。原来，家里面爷爷的备用药没有了，爸爸妈妈又不在家，女孩见爷爷咳嗽得厉害，就自己跑去药店买药，售药员一听是治哮喘，二话没说就给她拿了定喘片。听完这些，我一下子就明白老人为什么喘得那么厉害了，原来是药不对症。

我立即给老人灸了脖子后面的大椎穴和定喘穴，并且让他靠在椅子上面休息一会儿。半小时之后，老人就不再怕冷了，而且咳喘也没有那么厉害了。

由此可见，我们在针对哮喘用药的时候，必须要区别好寒哮和热哮，寒哮应该温化散痰，热哮应该清热祛痰，千万不能够将二者混淆。

那么，我们应该如何区别它们呢？在这里告诉大家一个非常简单的方法：如果病人咳出的痰色是淡清稀的，而且还有怕冷的症状，那么就是寒哮，则应该用射干麻黄丸；如果痰是黄稠或者是白黏的，而且还伴随有身体发烫、面红耳赤，这就是热哮，必须要用止咳定喘口服液。当然了，我建议大家还是应该去医院让专业医生进行检查，看看到底是寒哮还是热哮，该吃什么药。

有很多哮喘病人会问，如果我们也和那位老爷爷一样，手头的药刚好吃完，哮喘又发作了，应该怎么办呢?

我告诉大家一个应急的方法，那就是按揉我们手掌上面治疗哮喘的特效穴位——咳喘点。咳喘点位于食指、中指分叉处的手掌上大约 1 厘米的地方，哮喘发作的时候，只要我们用手指用力按揉这一穴位，哮喘便会减轻。如果你的家里有艾条，还可以通过艾条来灸。感到烫的时候，就把艾条从穴位的上方移开，隔一会儿，再灸一次，一直到症状减轻为止。如果不习惯用艾条，你也可以把四五根牙签捆成束，来刺激这个穴位。

除此之外，三间穴和肺点对于平喘也非常有效。在哮喘发作的时候，你可以在点按咳喘点的同时，刺激这两个穴位。

当然了，如果你在平时有空闲的时间，我建议你也可以时不时地按压、揉搓一下这几个穴位，它们不仅能够在你哮喘突然发作的时候帮助你快速平喘，而且还能够有效预防哮喘。

在临床上，也有一些哮喘的发作并不明显。比如前几天，有一位妇女到我这里来治咳嗽，她的咳嗽已经持续了一个多月，而且经常是夜间，甚至是凌晨发作，一阵一阵地干咳，既不喘又没有痰，等到了第二天早晨又正常了。

我听完了这位妇女描述的病情，感觉他可能是脾虚哮喘，但是情况不严重，于是让她每天按揉哮喘点和三间穴。后来她告诉我，当天晚上她的咳嗽症状就好多了，等到了两周之后，咳嗽彻底治好了，现在人也变得精神多了。

最后提醒大家一点，有的哮喘以咳嗽为唯一的症状，其他方面的任何检查都很正常，各种抗生素、止咳化痰药对它都没有任何效果，在这个时候，就完全可以按哮喘治疗及预防！当然了，如果因为运动或者是受冷空气的刺激而频繁引起咳嗽，我们也必须要做好哮喘的警惕。

鼻炎早治疗，其实并不难

我身边有很多朋友，一直被鼻炎所困扰着，特别是到了春夏季节交替的时节，更是鼻炎高发的季节，很多人饱受鼻炎病痛的折磨。

其实，鼻炎的治疗并没有像大家想象的那么难，我在这里告诉大家一种方法，只需要天天坚持，就能够轻松治疗鼻炎。

首先，把两根的食指彼此擦热，之后再趁热摩擦鼻翼，而且一定要重点去按揉迎香穴，就是这样的一个小小的动作，就可以帮你早日摆脱鼻炎的困扰。当然了，如果你在边做这个动作的同时，再搭配饮用辛夷花粥，那么效果就会更加好了。

鼻炎真的不是什么严重的疾病，但是却会让我们难以摆脱它，正是因为鼻炎不容易治愈，它给我们的生活和工作带来了许多不必要的麻烦。

我身边的很多鼻炎患者告诉我，他们每天早晨起床之后的第一件事情不是去着急上卫生间，而且是到处找卫生纸擦鼻涕。

一旦鼻炎发作了，往往都是一把鼻涕一把眼泪的，一天一卷卫生纸都不够用，而且因为频繁擦鼻涕，鼻子往往也会变得又红又肿又疼，根本没有办法把精力和心思放在工作上面，相信有过鼻炎经历的朋友一定能够理解这种痛苦。

我身边有一些轻度鼻炎患者，总以为我说的上述这些症状是夸大其词，但是你也不能够小瞧了鼻炎。在很多时候，鼻炎往往会引起鼻塞、头痛，造成精神无法集中、头脑不清醒、整天昏昏沉沉，而且还会造成记忆力下降、工作效率低下，如果情况再严重了，甚至还有可能会引发脑梗死、高血压、心脏病等，也有一些严重的鼻炎患者甚至会出现夜间猝死的惨剧。

中医认为，凡是鼻子上面的毛病都将是“气”受到了影响而引起的。由于鼻子在面部的最高处，也是最容易受到寒气侵袭的部位。而鼻炎就是由于寒气侵入人体之后，损伤到肺脏所引起的。《黄帝内经》中说：“肺气通于鼻，肺和则鼻能知香臭矣。”如果你的肺脏非常健康，肺气非常充足，那么肺脏的肃降功能就是很强大，此时鼻子对于外界的刺激将变得很敏感。反之，如果肺气虚弱，浊气自然无法下降，清气无法上升，此时鼻子就没有办法得到肺气的温煦，自然就会出现嗅觉的障碍。

其实，如果鼻子不通畅，肺部的功能就会受到严重的影响，时间一长，肺部就会出现病变。所以，想要鼻子保持通畅，那么必须要保持肺气的升降通畅。

那么，我们到底如何保持鼻子的通畅呢？方法也是非常简单的，我们只需要先将两手的食指外侧互相摩擦，等到有一定热感的时候，用食指外侧沿着鼻翼的两侧由上至下按摩，大约30次，一直到鼻子有稍微发热的时候为止。

之后，再按摩鼻翼两侧的迎香穴，每一次大约 15 ～ 20 次。每天按摩 3 ～ 4 次，这样就可以有效地进行预防和应对鼻炎了。

就在几天前，有一位鼻炎患者就是按照我的方法治疗好了困扰他将近十年的鼻炎。我记得他刚找到我的时候，告诉我说，他已经打针吃药治疗了好几年了，但是效果一般，直到现在，鼻子的嗅觉还是不好，基本闻不到什么味道。

而且，最让他害怕的事情就是感冒，而且一旦感冒，就会整天流鼻涕、打喷嚏，特别难受。他告诉我说，现在他出门绝对不会忘记的两样东西：一个是鼻炎药；另一个是卫生纸。而且，随着他病情的时间越来越长，病情也在逐渐加重，现在时不时地出现了耳鸣、头晕、失眠等症状，这种症状其实已经转变成为慢性鼻炎了。

即使是这样严重的鼻炎，在按照我告诉他的方法之后，经过了一个月左右的治疗，他的症状逐渐减轻了，最明显的表现就是鼻子变得通畅了，而且头痛、耳鸣的症状也有了明显的改善。

大概半年之后，他就打电话告诉我，现在他的鼻炎彻底好了，他终于体会到了痛快呼吸是多么地享受。

后来一次偶然的机会，我去上海出差，再一次遇到他，没想到他还每天按照我教他的方法揉按鼻子，不仅鼻炎再也没有反复过，甚至平时都很少伤风感冒了。

上面我已经为大家介绍过，除了按揉鼻子这一方法之外，鼻炎患者还可以经常喝辛夷花粥来辅助治疗。

辛夷花粥的制作也是非常简单的，去药店里面买一些辛夷花，每次取 5 克和 2 两大米一起煮粥即可。

特别是在鼻炎严重的时候，连续喝几天辛夷花粥，鼻炎将会得到明显地改善，如果是平时症状不明显的话，只需要隔三岔五地喝一些就可以了。

辛夷花性味辛温，入肺、胃经，具有散风寒、通鼻窍的功效，所以一直以来也是中医在治疗鼻子问题和其他各种原因引起的头痛鼻塞等病症的首选之药。

《本草纲目》中记载："辛夷之辛温，走气而入肺，能助胃中清阳上行，所以能温中，去面目鼻之病。"

最后，我想要提醒大家，鼻炎属于慢性疾病，在治疗的时候也不能够着急，一定要有耐心，坚持下去，千万不要半途放弃。

痘痘：补足肺气，"战痘"成功

在我学医的初期，有很多困惑。夏天嘛，气候非常的湿热，年轻人的火气大，内外交结，脸上就容易长痘痘，这就很容易了解了。可是到了秋天，气温逐渐的转凉，天气非常的干燥，为什么还有很多的人脸上长痘痘，而且有很多不再年轻的成年人也长了痘痘？我经过研究以后才知道，原来这些都是肺部原因造成的。肺主管皮毛，毛孔不张开，皮肤上就容易长痘痘，而且青春痘是最为常见的一种。

后来，在我接诊研究的过程中才了解，这些看病的人有个很一致的现象：心情非常的低落。一位已经结婚多年的，已经是孩子母亲的女士找到我，说自己在青春期的时候，她脸上根本没有长过青春痘，可是最近，脸上却出现很多红色的小痘痘。虽然不是非常明显，但不是很美观，而且碰一下就很疼，非常苦恼。我见她满脸忧郁，心想，可能事情不是很简单。果然，经过我的询问，原来，自从有了孩子以后，她的身材有些变形，如此便整日愁容满面。老公虽然嘴上什么都没说，可是总觉得没有以前那样亲近了。她的性格非常内向，也不知道如何表达，只能自己一个人黯然神伤。我对她说，这很可能就是她脸上长痘痘的主要原因，她却是满脸茫然。忧伤脸上起痘痘并不是很奇怪的事情，肺之志为忧，忧伤肺。

如果一个人总是处于一种非常忧郁的状态，就会引起肺气的不足。而肺主管宣化，人体新陈代谢所需要的营养物质必须经过肺气的调和，假若肺气不足，那么脾胃运化而成的水谷精微就无法正常地运送到各处，这样一来，气血就会出现瘀滞而生出内热，肺是主管皮毛的，皮肤自然成为第一受害者，在《灵枢·痈疽》中讲："上焦出气，以温分肉而养骨节，通腠理。"所讲的就是这样的道理。此病在秋季多发，与情绪有很大的关联，在医书上有"女子伤春，男子悲秋"。春秋两季不仅是万物滋长和万物凋零的季节，也是体内阴阳转换最为重要的时期。所以，在春秋季节人的情绪波动是最大的。特别是在秋天，万物凋零，阳气逐渐收敛，阴气开始发散，人的情绪渐渐开始变得低落。对于这种肺积热引起的面部青春痘，治疗最关键步骤就是补肺气，让肺经的经气得到正常的宣化，所以，只要患者没有其他的情况，我们一般都会选择拔罐治疗的方式。这也是最简单的清火去热的方法，而且没有毒副作用。

我准备好两个拔火罐，用棉签蘸酒精将拔火罐的内侧擦拭一遍，将蜡烛点燃，对拔火罐的内侧进行加热，排出里面的空气，然后用最短的时间将火罐扣在这位女士的背部的肺俞穴和脾俞穴上。拔罐的时间不超过十分钟，拔罐的位置呈现出一片紫红色，她当时觉得脸上就没有以前那样的灼热感了，效果非常明显。就这样反复拔了十多次，她脸上的痘痘逐渐地消失了。不仅如此，身材也变得越来越好了，这没有什么奇怪的，“肺朝百脉”，调理好肺气，身上其他经络的运行也就正常了，打通了瘀滞，排出了毒素，体内的垃圾也就排了出来，身材变苗条也就变得非常正常了。中医讲：“土生金，子虚母不实”，肺如果有了问题，往往脾也会出问题。

所以，在调理脾气的时候，也要适当地补脾。有的人长了非常严重的痘痘，连背上也有很多，也可以找出几个“个头”比较大的痘痘，用已经消过毒的针头刺破，把里面的淤血放出来，看到血液的颜色很鲜红就不要挤了，这种方法最好请专业医生来进行。用上述所讲的方法在痘痘上拔几个罐子，等皮肤发红紫以后取下来。

拔罐的方法非常简单，现在有一种橡胶的罐子，拔上去以后将里面的空气抽出来就可以了，几乎是没有任何的危险，大家可以在家里放心地操作，但是不要拔太长的时间，10 分钟以内就可以了。另外，将罐子取下来的时候，先对罐子进行挤压留出缺口，让空气渗入，罐子就可以正常地脱落下来，不能用蛮力，那样会让皮肤受到伤害。不过，拔罐只是一种辅助治疗的方法，一方面你应该选择更多的办法宣化肺气，另一方面应该让自己的心情放松，让肺气得以正常地挥发，心情舒畅。毕竟，只有绝对地让心情放松，才可以获得真正的健康！

秋季养肺，调养情志是关键

秋季对应的是肺脏。整个秋季包括立秋、处暑、白露、秋分、寒露、霜降 6 个节气，初秋时气温仍然较高；白露过后，雨水减少，昼热夜凉，昼夜温差较大，容易感冒、旧病复发。秋季时，肺部气血运行旺盛，这个时候养肺能够让肺部气血更加充足，让肺部功能更为健全。

此外，秋季天气寒热多变，寒凉之气、秋燥之气易伤肺，容易出现感冒、咳嗽等症，因此秋季养生的重点就是养肺。

首先，养肺必须顺应秋季阴阳变化，古人通过阴阳理论解释秋季变化，天地间的阴气逐渐上升，阳气逐渐衰减，阴长阳消，气机逐渐收敛，所以我们养肺的时候要以“收养”为原则。

秋季时要做到早睡早起，因为秋天的晚上逐渐转凉，经过炎热的夏季，人们习惯了夏季的酷热天气，无法完全适应秋季天气早晚变化，所以要早睡，不但可以顺应阳气收敛，还可避免凉气伤肺。早起能够让肺气得到舒展，还可防止收之太过。

秋季养肺还需注意调节情绪，情绪变化易伤及肺部健康，秋季时，气温逐渐下降，一片萧条，人们很容易变得伤感，情绪忧郁，此时应该注意调节自己的心境，培养乐观情绪，保养肺部。秋季时保证心神安静，就可以缓解秋季肃杀之气对人情绪的影响，神气内敛可以适应秋季容平之气，保持肺部清肃。

肺的主要功能为呼浊吸清，吐故纳新，掌管着人体之气的呼吸，调节气的升降、出入，进而确保人体正常新陈代谢过程。让全身充满气，运行过程持久不息，为生命活动之根本动力。很多疾病的出现都和人体的气有关，因此，养肺还需从养气入手。

说话多了会耗气，让人觉得疲倦，所以要少说话，养内气；减少性生活，养精气；饮食要清淡，养血气；唾液为人体之宝，富含多种有益成分，吞咽唾液能够养五脏之气；愤怒会打破人体气血的正常运行，最先伤害到肝脏。只有做到不悲不怒，才可以更好地养护我们的肝气；饮食要有规律，少吃生冷黏滞、肥甘厚味、不易消化的食物，进而养护胃气；少思虑，养心气。

气血为人体各个器官营养运输的载体、废物排泄的关键，气血下降，营养的输入、废物的排出都会成问题，也就是新陈代谢过程会出现问题，新陈代谢的过程受阻，机体则易生病。调养气血最重要的一点就是调养情志，进而达到养血的目的。而《内经》中认为，精神内守可调养五脏。由此我们也能看出，调养情志也是养肺的重点。

秋季时保持心境的清静、降低名利欲望，避免受外界的干扰，遇到不开心的事情善于转移自己的注意力。可以通过闭目养神的方法去放松自己的身体和精神。

五行润肺化痰粥，呼吸系统更轻松

我们的肺的结构如同海绵，包含着众多小孔，当我们吸气的时候，空气里面的灰尘、杂质便会随着空气进入这些小孔，虽然我们的肺脏会不断清除这些杂质，但仍旧会有一些灰尘、杂质堆积在小孔里面，加重肺部负担。

老一辈的人常常会说，现在的年轻人把美看得比命还重要，即使是寒冷的冬季，仍旧衣着单薄，岂不知，肺部受寒冷侵袭后很容易感染支气管炎，不及时治疗，容易诱发心脏病，还可能会由于气血不足而出现乳房萎缩、经量减少甚至闭经、脸上长皱纹等。

随着年龄的增长，肺部的小孔中积累的灰尘、杂质会越来越多，不及时清理，再加上易感冒，感冒后没能及时治疗，很容易诱发肺炎、肺肿等。如此一来，原本通畅的小孔会变得更小，身体中的痰饮不能顺利排出，病毒就会趁机入侵，进而引发发烧、咳嗽等症。久而久之，就会出现咽炎、气管炎、支气管炎等症。

出现上述症状的朋友应当及时为自己“洗肺”，将肺脏之中的脏东西清洗出去，而五行润肺化痰粥即为“洗肺”的佳肴。下面就来为大家详细地介绍一下五行润肺化痰粥。

此粥主要由西米、白果、银耳、冰糖烹调而成，皆为白色，白色在五行之中属金，能够入肺经。此粥中的西米可润肺化痰、健脾。脾变强健，能够很好地将食物化为精微之气送至肺中；白果为化痰良药；银耳能够滋阴润肺、化痰祛浊；粥中加冰糖，能够增加粥的口感，而且，冰糖本身为润肺化痰之佳品。

五行润肺化痰粥能够很好地清除肺中的痰浊、杂质，调治急慢性咽炎、支气管炎、气管炎、哮喘、肺气肿、高血压、冠心病等。

大肠经和肺经互为表里，在五行之中属金。每天早上 7:00 ，即大肠经当令之时，气血最旺盛，这个时候吃粥，粥的营养能够迅速抵达肺部，润肺化痰效果更佳。

到了中午 11:00 ，即脾经当令时。脾经在五行之中属土，土生金，脾经为肺经之母，这个时候喝粥，粥中的阴阳能够迅速转化为精微之气，输送至肺，如此，肺能够发挥出最佳的化痰之功。

五行润肺化痰粥能够滋养娇嫩的肺，让肺保持一定的滋润度，肺主皮毛，肺润泽则皮肤润泽，光滑细腻，不易生皱纹、色斑，毛孔不易粗大。由于肺和大肠互为表里，肺润，大肠才能有充足的水分处理宿便，防止便秘。

提醒大家注意，粥熬熟后，应当在 12 小时内吃完，因为银耳放置过久后食用易导致腹泻。此粥可以彻底清洗肺中杂质，使肺变得更干净，不但能够美容美肤，还能够调理各种疾病，如呼吸不畅、咳嗽、发烧、哮喘等。

第七章

脾主藏意，脾胃一伤则饮食不化

胃病还是食疗好

在我们的身体之中，胃是一个直接通过食物与外界接触的器官，尤其是因为外邪侵袭，从而患上各种胃病。但是需要对我们的祖先进行感谢，他们已经将一些治疗疾病的药物渗透到我们食物当中，让我们不用去找大夫，也不用闻难闻的消毒水气味，在不经意的时候，就可以通过食物治疗我们的疾病。

在我国古代的时候，诗歌是与当时人的生活联系密切，白居易的诗，就连普通的村妇都能听懂，经过上千年的相互交流，许多的医学常识都与我们的生活联系在了一起，例如风寒感冒的时候喝生姜水，夏天解暑气喝绿豆汤等。

每次去广东办事，那里的朋友都是非常地热情，又是早餐又是下午茶，还有夜宵之类的，每顿菜肴都与养生有关，每种食物，他们都可以讲出药理。但是让我记忆最深刻的，是在正餐之前的汤品，这些汤或者饮品都会加入一些药材，比如黄芪、人参、枸杞子等，而且在喝汤以前，都会听到“暖胃”“养胃”之类的话，让人胃里非常舒服。

胃处于我们身体的中焦，胃部喜欢温润，厌恶燥热，在吃饭以前喝一些汤，不但可以让胃温润起来，同时还有开胃的效果。而汤的营养，人在空腹的时候是最易吸收的，所以南方所讲的饭前汤，是很有养生道理的。

广东有一道非常有名的汤叫作老鸭汤，具体的做法是：老鸭一只，加上丁香、黄酒、葱、姜等，在一个非常大瓦罐中蒸，经过老鸭汤店的时候，从很远的地方就会闻到很香的气味。这道汤可以说是养胃佳品，老鸭汤不仅可以理气补虚、散寒养胃，还能通畅气血，经常喝老鸭汤的人，很少有得胃病的。在中医食疗当中，老鸭汤可以说是治疗慢性胃病的一种美味佳品。

在我们的脏器之中，胃是唯一个通过食物与外界接触的器官，所以容易受到侵害，比如风中的寒气、很凉的食物水果、食滞、气郁、痰淤等，都会引起胃气的淤阻，导致胃功能失调，引发胃病。

在中医学中，对于治疗胃病，有一个非常庞大的体系构成：有的人是因为上腹胃脘部位感到非常不适、有的人因为下部胃部的不适，有人饭前不适、有人是饭后疼痛，甚至恶心、呕吐，等等，仔细地讲解，好几天都解释不完。

还好，要感谢我们的祖先，让我们通过美味的食物就可以治疗疾病。除了前面介绍的老鸭汤，还有一种叫作羊肉大麦汤的也对胃病有治疗效果。

做法非常简单，将羊肉和大麦按 3:1 的比例放入锅中煮熟，然后放入一些盐，美味可口的羊肉大麦汤就做好了。羊肉有和胃健脾的作用，而大麦益脾温胃，这两种食物都可以起到养胃的作用。将两种食材放在一起，能够很好地治疗胃病。我治疗的一个患者，就是每天喝羊肉大麦汤，将多年的老胃病治好了。

假若是因为得了胃病去看大夫，不同的大夫可能会开出不同的方子。那么这是为什么呢？因为不同的方药，针对病症的侧重是不一样的。比如因为胃部的郁热导致的胃脘疼痛，一般就会采用丹栀逍遥散治疗，并根据病情配合连翘、黄连、延胡索等；而别的大夫可能会开薄荷、煨姜；还有的医生会开胃舒片、三九胃泰等。即使是一个大夫对一个病人，每次的药方也不一定是一样的，这就是“辨证施治”，而针对同一种病情，也会采取不同的药物。

同样，治疗胃病的食疗方法也有很多，除了上面介绍的汤品，白胡椒烩羊肚、豆蔻馒头、萝卜饼、健胃粥等，也对胃脘性疼痛的胃炎有治疗作用。甚至餐馆当中免费提供的大麦茶，也是温胃健脾不错的选择。八仙过海各显其能，比如我的一个病人，胃病治好了，以前失眠的症状也没有了，然后神经衰弱的症状也消失了。这些病之间的关联非常大，一个病症治好了，有些病症也会随之消失。

胃脘痛，内外兼施调养气血

胃痛在医学上称之为胃脘痛，它是指因“气机郁滞、胃失和降”而导致胃脘部分的疼痛，也是西医常讲的消化道溃疡、胃痉挛、急慢性胃炎、胃癌等各种病症出现的疼痛。

前几年，我去看望一个老朋友，正好赶上午饭的时间。当我推开他办公室门的时候，只见他一只手在电脑上忙碌，另一只手却捂着腹部。“胃疼？”我急切地问道。朋友停下了敲击键盘的手指说道：“老毛病了。”然后他突然想到我是一个医生，立刻提起了精神：“你帮我看看，我这个可是老胃病了，有什么好方法治好呢？”

这是一个追求效率的年代，速度一快了，身体也就受罪了。我认识的那些四十岁左右的中年人，多多少少都会有一些胃病。得了病，就希望马上治好。如果认认真真调理，身体还是可以非常容易恢复的。但却不知道冰冻三尺，非一日之寒，十几年折磨而得的胃病，怎么可能马上治好呢！于是，这些人总是推三阻四，能拖就拖，弄到后来，导致得了慢性胃炎。我的这个朋友就是这样的人，看见他非常难受，我就问他疼痛的感觉是如何的，他告诉我是一阵阵的疼痛，两边的肋骨也是非常的疼痛，我问他是不是最近总是胸闷嗳气、大便干燥、胃里反酸的症状，他急忙点头，说“是是是”。看到他的症状，我已经了解了他的病症。我让他平躺在沙发上，我为他按揉了梁丘和足三里穴这两个穴位，疼痛的感觉很快就消失了。他坐起来以后说道：“真是太灵了，你一定帮我看好胃病，疼了快 6 年了，对我的工作影响很大。”

梁丘是胃经的郄穴，有和胃理气、通经活络的作用；而足三里是胃经的合穴，是治疗脾胃病症的要穴，具有健胃健脾的功能。在胃痛的时候，应该用两只手的拇指揉按双腿的梁丘穴和足三里穴约 8 分钟，具有消除疼痛的作用。

“其实现在你就是肝火太旺了，犯到胃上，所以胃才会痛。刚才我对你的穴位进行了按摩，只是暂时性缓解疼痛，要想治好全部胃病，你需要有耐心，还要服用药物。”“又是吃药，我最讨厌吃药了，有没有最好的、时间短的解决办法？”“没有。假若你不能坚持用药，你这病我没有快速根治的办法。你如果不治疗，恶化成为胃癌也是有可能的。”

经过我的劝告，朋友终于答应去看大夫，好好吃药，于是我给他推荐一些理气疏肝、止痛和胃的药。吃了几服药，他告诉我他现在的情况好了很多，打电话时还会开玩笑：“是你开的药起的作用吗？”我警告这个朋友要坚持用药，否则就会出现胃疼，另外不要喝太多的浓茶、咖啡，想要喝茶的时候，可以泡一些陈皮、生姜水喝。

可以说是连哄带骗、软硬兼施，我的朋友吃了三个月的药，胃痛的症状基本消失，这时候他以为这样就结束了。我再次警告他：“你最好要坚持一段时间，否则会有复发的可能。”为了让他坚持下去，我让他将药物变成食物，除了每日喝散寒温胃的陈皮生姜茶之外，如果是没有应酬，能回家吃饭的话，就尽量吃点健胃粥、萝卜饼、老鸭汤之类的消食健胃的食物。

我的朋友现在基本上算是痊愈了。虽然他治疗的时候有一些疑惑，但还是听从了我的建议。要不是他的耐心配合，我想他现在还会复发，甚至发展成萎缩性胃炎了。

老人们经常说，胃病是“三分治七分养”，药物只是起到缓解的作用，要想一劳永逸，那必须让那些经常拼命的上班族静下心来，拿点精力去顾及自己的健康。要清楚，养生不只是老人的事情。

腹泻：扼住“水源”，止泻迅速

一旦我们吃坏了肚子，就很容易出现腹泻，这也是我们肠胃功能的正常表现，把身体当中有毒的东西都排出来，这样才不至于伤害到肠胃；如果吃坏了东西没有出现腹泻症状，这才更加值得我们怀疑，它说明我们的肠胃对于有毒物质的反应能力已经不够敏感了，这种情况下患上肠胃病的可能性就会增大。

腹泻，中医又称之为“泄泻”，它是消化系统的常见疾病。大便稀薄的称之为“泄”；大便直下、如水倾注的则称之为“泻”。

对于泄泻，不管是中医还西医，都会有很多效果非常不错的药物。当然，把单纯的泄泻治成疑难杂症的情况并不是没有，只是不多。腹泻的患者每次到我这里来看病，基本上都是药到病除，所以，对于腹泻的治疗，在中医和西医看来都是非常简单的事情，甚至还有一点小儿科。

但是，对于泄泻，这里面也还有一个非常要命的问题，那就是“如水倾注”的那种“泻”，在没有条件的情况下，如何才能够让它及时止住呢?

记得有一年，我们一些同事组织去天台山游玩，就在朝着山顶前行的途中，有一个小伙好像中暑了，刚开始是头痛欲裂，很快就想呕吐，而紧接着就是想拉肚子!

呕吐倒没什么大问题，找一个塑料袋就能够解决；但是拉肚子却不行啊，周围哪有厕所呢，再加上人来人往的，连一个背人的地方都不好找。此时，小伙子的脸色越来越难看，但是又不好意思说出来，只好佝偻着身子，紧紧地顶着腹部。

小伙子的表情被我的一个同事完全看在了眼里，如果他再这么下去，不仅没有办法控制自己的上吐下泻，甚至还会出现虚脱和昏迷。

当时我朋友突然就想到了我之前说过的按合谷穴的方法，于是就抓过了小伙子的手，紧紧地按住他虎口的合谷穴，只有通过这样的方式帮助他再坚持一会儿，等一会儿找到了一个背人的地方，就能够有效缓解便急的痛苦了。

就是，大约过了十几分钟，终于解决了小伙子可能出现的尴尬。这件事情过去后，我那朋友说："要不是你，我丢人可就丢大了。当时我实在是忍不住了，真的是一分钟都忍受不了了，我怕你笑话，我当时真想一闭眼睛就让它拉在裤子里得了。可是如果我要真是那样了，那我这辈子就完了，一辈子都会被朋友们笑话。"

腹"泄"之人，一般都会有腹部胀涩下坠的感觉，也就是说是可以提前预知的，自然也可以临时忍耐半小时左右；可是腹"泻"，特别是在第一次发作的时候，时常是迅雷不及掩耳，没有任何的先知先觉。

如果你像上面我那位朋友一样，在一个非常不方便的地方，比如公车上，地铁上，出现了腹泻的情况，应该怎么办呢？赶紧掐住自己的合谷穴，虽然这种方法并不能够治疗腹泻，但是却可以有效缓解腹泻的症状，只有你能够有时间找到厕所，那么对于你来说就是"战胜"了腹泻。

合谷穴属于手阳明大肠经，是大肠经的原穴，《黄帝内经》中记载："大、小肠皆属于胃。"《杂病杂法歌》里也说："痢疾合谷三里宜，甚者必须兼中膂。"由此可见，大肠经与胃经相接，那么经常按揉合谷穴，就能够起到调和胃肠，治疗胃肠道疾病的功效。

其实，想要找到合谷穴是非常容易的，只要用我们的右手的拇指按住左手的虎口，并且将右手紧握，再靠着左手的手掌，右手的拇指所按住之处，就是合谷穴所在的位置了。

掐按合谷穴当然仅仅只是应急的方法，如果想要彻底治疗泄泻，那么还必须要吃药打针。但是，对于普通的泄泻，比如经常因为吃了不干净的东西，或者是吃了不适合肠胃的东西出现的腹泻，一般是不需要打针吃药的，只要把肚子里面不干净的东西排泄干净，腹泻自然也就好了，根本没有必要大动干戈。

虽说腹泻没有必要下猛药进行治疗，但是进行适当的调养还是有必要的。一旦出现腹泻，那么人体就会在短时间内因为突然间排出大量的水分而很容易造成脱水，所以，就必须要采用合理的辨证食疗，特别是要多喝一些粥，不仅非常容易消化，而且还可以补充因为腹泻丧失的津液，是很利于身体康复的。

如果是因为伤食而引起的腹泻，有条件的话我建议朋友们还是喝一些神曲茯苓粥，此粥的做法也是非常简单的。去药店里面买一些神曲、茯苓，把它们和粳米按照 1 ∶ 1 ∶ 3 的比例放在一起煮粥，每天只需要吃一次，连续吃三四天，就能够起到很好的消食止泻的作用。

简而言之，泄泻的发作，是因为风、寒、湿、热等外邪内犯胃肠，出现饮食不节，脾胃内伤，甚至是肾阳衰微所致。而对于寒湿泻泄，我建议朋友们多吃一些干姜、红枣、粳米一起熬制成的干姜粥，此粥具有非常好的温中健脾、散寒止泻的作用。

而对于湿热泄泻，我建议朋友们可以吃车前草、茯苓、粳米一起熬制的车前草粥，此粥具有清热利湿止泻的功效。

说到这里，我就给大家讲一下如何来区分寒湿证和湿热证。其实非常简单，就是看大便的颜色。寒湿证一般大便比较清稀、腹痛肠鸣，而湿热证大便经常是黄褐而臭，肛门灼热，小便黄赤。

在实际生活中，如果腹泻并不是很严重，一般是不需要进行任何治疗措施的，因为我们人体有自愈功能，通常就可以达到不治而愈的效果。但是，对于某些人来说，比如小孩，老年人，是需要精心治疗的，因为小孩的脏腑比较娇嫩，而老年人的身体虚弱，所以就需要及时通过药物进行辅助治疗才能够收到治愈的功效。

呃逆不止，手到病除

呃逆是一种病，俗称打嗝。引起的主要原因是正气亏虚、饮食不节，从而导致胃气逆上。

有一次，我到朋友的公司谈事情，碰见一位客人总是打嗝，每说一句话就会打嗝，让人看得很难受。刚开始的时候，因为初次见面，大家尽量忍住不笑，看到两个年轻人捂嘴笑，只能中途退场。

要说起打嗝来，并不是什么严重的病，却让自己非常尴尬。难怪有人说："胃疼不用治，颈椎有事还能拖，但是打嗝不可不治。"

但是中医讲究辨证施治，任何一种病都需要寻根溯源，经过详细的检查之后方可用药。在日常的生活当中，大多数打嗝症状不是非常严重的情况，一般不会去治疗的。有的人在打嗝的时候就开始喝水，水对因食滞而引起的呃逆有缓解的作用，但不是所有的呃逆都可以用喝水来缓解，往往因为腹中胀气，水又会被吐出来。现在我教给大家一个快速遏制打嗝的方法。

用双手的中指按压攒竹穴，该穴位于双眉内侧凹陷处，向内舒展用力时嘴配合以吞咽的动作，这样持续的时间不少于 3 分钟，自己感觉到这个地方有酸胀感的时候，呃逆也就随之停止。攒竹穴是一个镇痉散风的特效穴，用指压来治疗打嗝，效果是最好的。

或者按压胸口上方的天突穴，按压这个穴位时应该弯曲大拇指，指甲贴住喉部，指端按揉住天突，自上而下用力，并保持吞咽的动作 3 分钟，自我感觉该穴位有酸胀痛的感觉时，呃逆也会停止。天突穴是一个和胃宽膈、调气降逆的特效穴，所以用指压的方法可以有效地治疗打嗝。

生活中让人尴尬的事不止打嗝，有时非常意外地恶心呕吐也会让大家下不来台。恶心反胃的症状多发生在夏季。天气一热，肠胃就会出现问题，缺乏食欲，一吃进东西就会感觉非常难受、恶心、想吐，有时候寒性的冷饮瓜果吃多了，还会因为胃部受凉和消化出现问题，引起腹部疼痛。如果这种事情出现在比较正式的场合，就会非常尴尬。有什么好的方法解决这种问题呢？那就是按揉穴位了。只需要对几个穴位进行非常简单地按揉，就可以起到缓解反胃的症状了。这里我告诉大家几个穴位的按摩方法，可以自我调节。

首先就是中脘穴。这个穴位是治疗胃肠性疾病经常用到的穴位，它的位置在胸骨下端和肚脐连线的中央，大约在肚脐向上三寸。按揉的时候应该将单手握成拳头按摩并缓缓地吐气，一方面用拳头往里按，按揉几秒以后就放开，重复十余次，就能使胃感到更舒服。

其次就是天枢穴。这个穴位位于肚脐左右两拇指宽处。将双手握拳，向这个穴位进行敲击，持续 2 分钟就可以了。

最后就是足三里。这个穴位于外膝眼下四横指、胫骨边缘。胃部不适的时候按揉这个穴位可以快速地缓解。按摩的时候，按揉的手指一般用拇指或中指，用拇指肚按压穴位，就可以很快的缓解。

上面介绍的穴位都是应急缓解的穴位，想要根治就需要注意调节饮食，不能暴饮暴食，少吃刺激性的食物。

打嗝、恶心虽然不是非常严重的疾病，但如果在非常重要的场合出现这种症状，就会非常尴尬。假如大家可以熟练掌握这些穴位，就可以缓解尴尬的场面。

防止痔疮，需从规律生活开始

有一些病症，我真不希望去谈论如何治，比如痔疮。若是患了这样的疾病，不能吃辣椒，也开不了车，睡觉都需要趴着，虽然说起来很幽默，但是一提起来也会让人脸红，而在这个时候谈治疗，就像是“事后诸葛亮”。现在不管是西医还是中医，对痔疮都有非常见效的治疗方法。而中医主张“治未病”，所以我们就谈一谈如何防御痔疮，我觉得比谈治疗痔疮更好。

现在我谈论一下痔疮的引起。因为按照医学的方式谈论比较复杂，所以我就给大家打个比方。大家都知道，痔疮长在肛门的上面。顾名思义，肛门是我们排泄器官上的一扇门，这扇门是专门负责排便的。虽然门的质量不同，但是最好的门也经不起破坏，所以说形成痔疮，与人的生活习惯、饮食起居有紧密的联系。

有的人讲，痔疮是因为人类的直立行走造成肛门受压形成的。动物中就没有得痔疮的，比如说猪、牛、马。这个说法似乎有一些道理，但是事实却不是这样的。你想过没有，动物的寿命非常短，一头猪也就养半年，一头牛活十多年就非常难得了，一匹马在十年以上称之为“老马”，而人，能活到七八十岁。所以说人得痔疮，与肛门的时间有关系，也就是说，年龄越大，患痔疮的概率就会增加。尽管人的肛门使用的时间很长，但是保养得好，也是可以使用更长的时间；与此相反，如果你不保养它，那就相当危险了。

《黄帝内经》中讲“因而饱食，筋脉横解，肠癖为痔”，就非常明确地说明了得痔疮与饮食的不规律、起居不时、感受湿热等因素有关联。也就是说，腹泻、便秘、暴饮暴食、嗜食辛辣、酗酒、久忍大便、年老体衰等都会引发痔疮。

有三个大学生合租一套公寓，因为只有一个厕所的缘故，所以每天大家都会早起抢厕所。其中有个家伙就很晚起床，然后去单位解决排便的问题。可是到了单位又有很多的事情，工作过于忙碌。晚上回到公寓，想起还没大便呢。于是找一本书来到厕所，一坐就是很长的时间。这样一来，时间一长就会得痔疮。

排便习惯不好，是引发痔疮的主要原因。排便不规律、蹲的时间太长、忍便等，这样就会引起直肠肛门的损伤、充血，出现静脉曲张，甚至直肠黏膜与肌层松弛、分离，出现脱肛，久而久之，就有了痔疮。

有不少人喜欢吃辣的，喜欢吃麻辣火锅。这些东西不是不可以吃。但是应该有一个过程，从微辣开始，不能一次吃很多辣性的食物，否则也会给直肠黏膜造成刺激，局部充血，诱发痔疮。这样的食物还有胡椒、葱、蒜及酒水等，这些食物不能吃太多。与此相对应，饮食过于的精细，纤维含量过少，也会导致很难排便，诱发痔疮。

以上谈过的注意事项看起来非常容易，因为我们的生活本来就应该这样规律。另外，如果你是一个非常有规律的人。那么就应该抽出一些时间锻炼身体，也能避免肛门出现痔疮。

如果上面的各项，你不注意预防，那就要提防痔疮的到访，到时就会非常痛苦。

好在现在的医疗条件非常好，中医会从风、湿、热、燥、气虚、血虚等方面研究，采用外敷、灌肠、内服、熏洗等方法辨证治疗；西医会采用手术的方式治疗、内服药物等方式进行处理。不过需要提醒大家的是，肛肠手术是非常痛苦的，可以称之为最为疼痛的手术，怎么治疗就看自己想法。不过，也不要因为害怕疼痛而耽误治疗，那就非常得不偿失了。

这里，我介绍给大家一些简单治疗方法，可以根据自己的情况治疗。第一种方法是在上午 10 点左右，吃 10 克葡萄干。葡萄干味道甘甜，能补脾，入脾统血，因而补脾可以起到补益气血的作用。

上午 10 点的时候正好是脾经当令的时候。而经过现代医学的研究，葡萄干有丰富的膳食纤维和酒石酸，可以使直肠恢复健康，让排泄物很快通过。像这样又治病又好吃的方法，我想你肯定乐意吃。

第二个方法就是桃仁和甜杏仁泡在蜂蜜里，五天后开始，三天吃两个桃仁和五个甜杏仁。

第三个方法有一些麻烦，用无花果叶煮水擦洗患处。做法是将无花果叶煮 20 分钟，然后趁热清洗患处，这种方法对痔疮有很好的治疗作用。无花果叶可以在药店购买。熏洗时，先蹲在盆上，用热气对肛门进行熏洗，等水温下降以后，再用水擦洗患处，一直到水凉。

这些方法都非常简单，但是如果情况非常严重，就应该去医院进行针对性的治疗，以免耽误治疗。只要平时注意饮食规律，生活规律，就不会有痔疮的烦恼。

口腔溃疡通常是胃火

在一次权威的医学机构举行的病症调查中，口腔溃疡这一普通疾病被大众所“打钩”，这个结果令我感到非常意外。想想也是，除了说话困难以外，口腔溃疡给人们带来非常难以形容的痛苦，是显而易见的。

首先，常言道“民以食为天”，饮食也是人们人生乐趣中非常重要的一部分，而对一个得了口腔溃疡的人来说，注定与自己想吃的美味无缘，即使是生猛海鲜摆在自己面前，也是难以下咽的；其次，那就是嘴溃烂时所起的斑点，气味也是非常的难闻，就是夫妻再恩爱也会望而却步，从而让人找不到爱情的欢乐。孟子讲“食色，性也”，人生这两件出于本性的事情，口腔溃疡的人都没有办法享受，怎么会不让人苦恼呢？ 因此，口腔溃疡虽然不是很严重的疾病，却绝对是一个很顽固的问题。

从中医的角度讲，口腔溃疡在“口疮”“口疳”的范围之内，发病的时候，嘴唇、舌头及口腔黏膜上会出现黄白色的溃烂斑点，小一些如同米粒，大的就像是蚕豆、黄豆，疼痛的感觉就像是被火烫一样，最让人头疼的是，口腔溃疡还会反复发作。我曾经治疗过这样的一个病人，患有口腔溃疡将近 20 年了，动一动舌头就会非常疼，说话的时候口水都流了出来，可以说是苦不堪言。治疗这种情况的口腔溃疡应该先祛火。

在我行医过程中，治疗口腔溃疡必须对症下药。简单的口腔溃疡通常是由胃火、肝火过盛而引起的，因此并不是非常难治愈的。对于顽固性的口腔溃疡，我一般都会叮嘱病人在照方抓药的基础上，喝降火的浓茶。在《本草纲目》中记载："茶苦而寒，最能降火……火降则上清矣。"而且茶中有一种叫作单宁的化学陈分，可以起到抑制溃疡的作用。没有喝茶习惯的人或是喝茶后无法入睡的人，也可以用浓茶进行漱口。一日 3 次，一次持续 2 分钟，这样坚持两天就可以了。

溃疡患者还可以喝绿豆蛋花汤。将鸡蛋打入碗内搅拌均匀，绿豆适量，用冷水浸泡十分钟，再放入锅中煮 15 分钟（最好不要煮熟），这时的绿豆没有完全熟透，用绿豆水沏蛋花汤饮用，每日早晚服用。绿豆性味甘寒，有很好的解毒清热功效，鸡蛋甘而微寒，能够润燥滋阴，除火热口疮。两者搭配，甘可以缓解火气，寒可以清火热，火热清除，口腔溃疡自然会痊愈。

另外，假若家里有蜂蜜，还可以在患处涂抹，含 1 分钟以后向下咽。一天涂抹三四次，重复多次也可以，一般在第二天就可以好转，三天左右就会痊愈。

上面我介绍的方法，患者均表示效果很不错。而复发性的口腔溃疡就必须进行气血调理。与只是由上火引起的口腔溃疡比起来，复发性的口腔溃疡算是非常顽固了。不少病人一得就是好几年，甚至多年以来被口腔溃疡所折磨，经常是旧痛未去，而又出现新的溃疡。

尽管这种溃疡非常顽固，但是完全治愈并不是不可能的，更多的病人在找到正确的治疗方法以后，痊愈是非常快的。我的一些病人就是服用几剂中药以后，马上就痊愈了。

当然，要想治好顽固的口腔溃疡，必须要找病因。中医认为，反复发作的溃疡都是虚症，必须调养气血。根据我的行医经验，很多的病人口腔溃疡久治不愈，都是因为气血双虚的原因，尤其是脾胃部分的气血不足，导致虚火上升，“祸及口腔”。

在调理这类病症的时候，必须在祛火的同时，用滋补类的药物进行补益。而且口腔溃疡好了以后，还要坚持用药，以便让过于虚弱的体质增强，才会从根本上遏制口腔溃疡。

可是，很多病人一直饱受口腔溃疡的烦恼，病一好，往往就很难抵制美食的诱惑。前不久就有一位病人，前一天还是高兴地对我说痊愈了，第二天又是满嘴大泡，一问，原来昨天喝了葡萄酒。酒类饮料，特别是葡萄酒，特别容易诱发口腔溃疡。这位病人还是个四川人，不是吃香辣蟹就是口水鱼，如此反复，溃疡都变成家常便饭了。要知道，再好的治疗办法也禁受不住病人这样折腾。因此，得口腔溃疡的人，饮食上必须有规律：吃水果时多吃梨、西瓜、枇杷、香蕉等，少吃容易上火的哈密瓜、荔枝、杨梅、桂圆等；吃肉吃牛羊肉；吃鱼吃淡水鱼；多吃清蒸的食物，少吃油腻的食物。另外，不要过于焦虑和劳累，要保持一个气血充足的状态。

湿疹根源在脾胃，食疗治理效果好

湿疹给大家的生活带来了不少烦恼，有一个非常简单的治疗方法，就是利用苦参汁涂抹湿疹的病患处，将体内的湿毒排出去，三五天就可以收到意想不到的效果。如果症状非常严重，就应该采取内外夹击的方法，患处涂抹苦参汁，配合刮痧，再配合服用薏米绿豆粥，同样可以起到祛湿健脾的功效，只要坚持涂抹、刮痧，湿疹治疗绝不是一道难题。

就好像南方人非常不适应北方过于干燥的天气，习惯了北方生活的人们，一到南方，就会觉得这里的空气太过湿重。特别是夏天，南方那股湿重的空气就会让北方人非常难受，浑身不自在。“湿”是一种很难说清楚的东西，不像寒和热那样的详尽。但是湿气要比寒热更加难以根治，凡是因为湿气而引起的病症，总是烦人，很难治愈，湿疹就是其中的代表。

提起湿疹，患过湿疹的病人一定不会陌生，因为湿疹所引起的痛痒，让人浑身难受，恨不得把肉撕下来，拿火烧那块皮，或者将皮疹割开，把血挤出来！

疹，就是皮肤上的小疙瘩。湿疹，顾名思义，因为湿邪引起皮肤出的小红疙瘩。发病的初期，皮肤感觉非常痒，出现红斑、丘疹、水疱，假若治疗不及时，皮肤上起的小疙瘩还会渗出小水泡，甚至出现糜烂。这种疾病会反复地发作，还会造成非常严重的心理负担。

从现代医学的角度讲，得湿疹是因为血液中出现毒素，治疗的主要办法就是通过吃药、打抗生素将体内的毒素逼出来，而中医是从更深的一个层面出发：细菌和毒素为什么会侵入血液？那是因为脏器之中出现了问题，毒邪才会入侵体内！

从中医的角度讲，湿疹虽然是一种皮肤病，但是其根源是在脾胃。脾胃被称之为后天之本，保障气血能够正常地生化，从而正常提供五脏和经络的运行。假若脾胃的功能正常，则五脏与经络的气血充盈。而脾脏喜欢干燥而恶湿，因此，湿毒是脾脏最大的敌人，湿毒旺盛而伤脾，妨碍气血正常的生化，经络气血不能正常的达至肌肤，时间稍长，皮肤的表面就会起湿疹。其实，湿疹就是身体给我们发出的警戒信号，说明我们体内的湿毒过多，应该排毒了。

今年夏天，一位很年轻的女士找我看病，当时的气温非常高，可她还是穿着长裤子，让我非常纳闷。后来我知道了，因为她的腿上长了很多湿疹。

原来，三年以前的一天，这位女士感觉腿非常痒，当时以为是让蚊子叮了，就没放在心上，但是过了几天，腿上就出现了水泡、湿疹类的小疙瘩，抓破以后还流红水，到医院诊治，医生告诉她这是急性湿疹，就给他开了一些外用药和消炎药，用完之后，很快就好了。

以后有一次聚会，这位女士吃了点鱼虾，第二天，水疱、水泡又出现了。而后又过了一些时间，湿疹开始反复发作，便形成了慢性的湿疹。这位女士不仅身体出了疾病，同时影响了自己正常的生活。到了夏天，别人都穿很时尚的短裤，她却不能穿，担心别人看见自己腿上的小疙瘩。

虽然去过不少医院，但总是复发，后来经别人介绍，她找到了我。我依据她已经发展成为慢性湿疹，而且时间非常长，就采取辨证施治的方法，让她到药店买一些苦参（少许即可），加入500毫升的水煎煮，晾凉以后，用苦参的汁液擦抹患处，每日3次。擦洗后不要擦去汁痕，煎好的药汁也不要扔掉，下次再加热还可以利用。苦参属性苦寒，入心、肝、胃、膀胱、大肠经，可燥湿去热。并且我要求这位女士进行按揉穴位。每天进行督脉（从风府穴至陶道穴）、手臂的大肠经（双侧曲池至手三里穴）、膀胱经（双侧肺俞至心俞穴，肝俞至脾俞穴）和腿上的脾经（双侧阴陵泉至三阴交穴）进行刮痧。

同时，我叮嘱她每天喝薏仁绿豆粥。将买好的绿豆、薏米按 1 ： 1 的比例放入锅中，加入适量的水蒸煮。薏米属性甘凉，入肺、脾、肾经，有很好的清热、健脾、排脓的作用；绿豆性味凉甘，可入心、胃二经，有解毒清热、消暑止咳的作用。因此，薏米绿豆粥在清热利湿方面，有着非常显著的疗效。

过了一周，这位女士告诉我，现在感觉身子非常轻松，患湿疹的部位已经不痒了。我叮嘱她，还需要继续坚持，因为这个病症非常顽固，需要全力以赴将所有的湿毒清除掉。

根据我的办法，这位女士坚持了半年，她的湿疹完全康复了，又过了一个夏天，她专程从外地来感谢我，还穿了一条非常靓丽的短裤。

朋友们，假若有一天你看见自己的身上出现很小的水泡或红疙瘩，还渗出水来，并连成片，而且身体非常痛痒，估计就是湿疹在作怪。不过还好，这个时候湿毒刚刚侵入皮肤，趁着还没有稳固，应该及时清热祛风，用苦参汁对患处进行涂抹，利用其去湿毒的药性，将湿毒排出体外，一般的患者一周即可治愈。

如果非常不幸，你的湿疹已经属于慢性的，皮肤非常痒，还呈现出鳞屑，可以说是痛痒入骨，那么应该补脾虚，内外夹攻，苦参汁外敷在皮肤患处，配合刮痧，内服薏米绿豆粥，利湿健脾、止痒祛风。治疗的周期非常长，所以患者需要有耐心，不能刚刚有些起色就停药，否则容易反复，以后再治疗就会更加困难了。所以，对于此种病症，需要大家有耐心。

对付“湿毒”这种病症，我们要辨证施治，用最大的毅力治好湿疹！

养脾，内调外养好心情

脾出了问题，想要调养到原本的健康状态可不是什么容易的事情，须得结合内调外养。很多人对胃部疾病有所了解，但是提起脾似乎有些迷茫，毕竟不能真正感受到脾的不适。

记得有一次，邻居家的王阿姨到我这里看病，进屋的时候，我大吃一惊，原本面色红润、身体健康的老人怎么会这般憔悴。她面色萎黄、目光呆滞、形体消瘦，一副倦怠之相。仔细询问才得知，老人得的是“空巢症”。

孙子和孙媳妇结婚之后，孙媳妇就怀孕了，一直和王阿姨住在一起，直到几个月前，重孙子断奶，孙媳妇就和孙子一起去了外地。一下子走了三口人，王阿姨可是受不了了，整夜整夜睡不着，每次掀开孙子屋的门帘看到里面没有人，就忍不住老泪纵横。

我给王阿姨把了把脉，脉搏细弱、舌淡苔白，我怀疑王阿姨患上了轻度老年抑郁症。老年抑郁症主要为喜、怒、忧、思、悲、恐、惊七情激发所致。

就像王阿姨那样，因为思念家人而患了病。思即思虑，正常情况下有思这种情没关系，可一旦过度，就会对身体造成非常大的麻烦。王阿姨由于思虑过多，伤及心脾。伤心，会导致心血亏虚，心神失养，神无法被滋养，就会导致失眠健忘，缺乏兴趣；脾受伤，就会引发脾虚，两面夹击，一定会得老年抑郁症。

实际上，生活中有很多人由于遇到不顺心的事情情绪过激，但是，随时间推移和自我调适，基本都可以恢复到正常状态。不过老年人的这种能力相对弱些，容易患这个病。并且，很多老年人由于担心别人以为自己患了精神病大都不愿接受治疗。

我嘱咐王阿姨平时适当增加富含叶酸的食物的摄入，可以预防神经疾病，如菠菜；适当吃些樱桃，可以减少炎症、缓解头痛；适量吃些大蒜，可以防治疲倦、发怒、焦虑；适当吃些南瓜，可以制造好心情；适当吃些可以改善情绪、硒元素含量丰富的食物，如鸡肉、全谷类等。

并且，我还嘱咐王阿姨按摩百会穴（位于头顶正中线和两耳尖连线的交点处）、印堂穴（位于人体的面部，两眉头连线中点）、内关穴（位于前臂正中，腕横纹上 2 寸）、四神聪穴（百会前、后、左、右各开 1 寸处）、神门穴（位于腕部，腕掌侧横纹尺侧端，尺侧腕屈肌腱桡侧凹陷处）、三阴交穴（小腿内侧，足内踝尖上 3 寸，胫骨内侧缘后方），早晚分别按一次，每个穴位按揉 10 分钟，将上述穴位搭配在一起，能够达到解郁、调神、健脑的目的，是非常好的健脾养心之法。

最后，我提醒王阿姨调整好自己的心情，这样才能从根本上治愈疾病，王阿姨按照我教给她的食疗、按摩方法，并且每天与左邻右舍的奶奶、阿姨们一起跳广场舞，心情开朗多了。没过多久，睡眠质量提高了，脾虚引发的一系列其他症状也都跟着消失了。

第八章

肾主纳气，肾脏好则气血旺

疏通气血，排除体内结石

现如今，各种各样的结石病越来越普遍，但是我告诉大家，一旦得了尿结石，千万不要听信别人的，只要多喝水就没事了，那样肯定是不行的。而正确的办法是改变结石的生长环境，从而有效补充亏虚的肾气，只有这样，才能够达到治标又治本，有效排除结石的目的。

有过尿结石经历的人都知道，这种病一旦犯病，再坚强的人也会疼得在地上打滚。因此，这种疾病所引起的疼痛我们真的可以用“痛不欲生”来形容。

最近我接触过一位患尿结石的病人，他见到我的时候，就开始给我描述他的生活简直是生不如死，连自杀的想法都有了。

没有得过这种病的人是没有办法理解和体会尿结石患者的痛苦的。在开始发病的时候，大部分患者都会出现疼痛的症状，如果是发病一年半左右的时候，那么就表现为剧烈的绞痛，甚至还会出现腰部或者上腹部的钝痛。

疾病发作，有时候会非常突然，几分钟内就可以让我们疼得受不了，在床上面来回翻滚，而且还会经常伴有胃肠道方面的症状，比如恶心、呕吐、腹胀等。

中医把尿结石又称为“石淋”，是因为身体当中气血淤滞、下焦湿热、毒素堆积导致的。该病的多发人群是40岁以上的中老年人，原因非常简单，当人过了40岁，先天的肾气就会不足，气血郁滞，邪气凝结，这样就会慢慢转化成为沙石，从而阻塞尿道。

最近这几年，我们的食物当中，各种各样的添加剂变得越来越多，特别是在“三聚氰胺”事件出现之后，更是让大家对于结石病有了全新的认识。

而且，数据显示，在最近的几年时间里，患有结石病的人是越来越多，就我亲自接诊过的结石病人就达到十多位，甚至有的患者已经被尿结石折磨了好几年的时间。我们想一想，那些忍受着结石病魔的折磨，还必须要继续工作，养家糊口的人，心中是多么难受。

对于尿结石，我的治疗方案是采用清热利湿、通淋排石的方法，可以经常给病人开一些药，比如石韦散，排石冲剂、石淋通片、金钱草冲剂等。

当然，现在很多尿结石患者很容易进入一个误区，心中总想着，既然前面有沙石挡路，我们就经常喝水，用水把这些“拦路虎”冲刷掉！这样的方法到底可行不可行呢？大家一起来看一看下面这个例子。

我身边的一个朋友就是结石病患者，平时尿液中夹有沙石，小便涩痛，而且还经常腰腹疼痛，但是他现在是上有老、下有小，又舍不得花钱，所以一直都不愿意去医院。他也是和大家一样，听别人说经常喝水就能够把结石打下来。结果他几乎天天都拼命地喝水，甚至有一天一口气喝了几大瓶水，结果到了卫生间之后却发现自己根本尿不出来，差点造成膀胱破裂。

其实，一旦得了尿结石，单纯喝水是没有用的，因为泌尿系统的结石并不像想象的那样，真的有一些细碎石沙堵在那里，只需要用水冲冲就可以了。实际上，这些石头已经“板结”，或者说已经形成了一个生长结石的环境，那么就必须用化学物质去化解，这样才能把结石打下来，也就是说只有改变了结石的生理环境，才能够达到根治的目的。

当时，我考虑到我那位朋友的经济状况，在后期的治疗过程中，我基本上就没有给他开药，而是让他自己在家里进行适当的食疗。比如，我让他把金银花、车前草冲成水，当茶喝，在平时多吃葡萄等。我这位朋友在我这边治疗的了大概 8 个月的时间，最后困扰他多年的尿结石症状基本上没有了。

当然了，除了以上的食疗方法，我们还可以通过按摩穴位来治疗尿结石。

在我们的脚外踝尖与跟腱之间的凹陷处有一个穴，名叫昆仑穴，而它就是我们对付尿结石的“有力武器”。

每次当你出现小腹疼痛的时候，你就可以用大拇指使劲去按压这个穴位，在按压这一穴位的时候，这里就会有明显的疼痛感，此时你一定要忍耐住，而且能够坚持按下去。只要你可以这样持续按摩 10 分钟，那么就可以有效缓解尿道的紧张感，减少疼痛，甚至对以后尿结石的发作都有抑制作用。

曾经有一位患者，每一次他上厕所的时候都会感觉到一阵剧烈的疼痛，于是我告诉他可以尝试用力按揉昆仑穴，结果经过一段时间的按揉，他的疼痛感得到明显好转。

当然，这个方法在使用上还必须要有医生进行指导。我还建议大家在日常生活中除了多喝水之外，每天一定要少吃一些油腻的食物，多吃一些容易消化的食物，比如菠菜、土豆、草莓、蛋类等，而且可以多喝冬瓜汁、甘蔗藕片汁等对治疗结石有帮助的鲜果蔬汁，这些措施都可以让尿结石症得到有效地改善。

尿频乃是少肾气，药膳巧妙来调理

对于尿频这个毛病，相信很多人在刚开始的时候都是以轻视的态度对待的，等拖了很长时间之后，才发现这也是一个问题，但是等到真正意识到问题严重性的时候才去解决，难度就非常大了。

其实，一旦出现尿频的情况，我们从一开始就必须要注意调理，每天可以经常做做甩手功、喝点儿芡实糯米粥，这些都可以让尿频得到有效地治疗。

有一次我跟旅游团去旅游，结识了一位女士，她一听说我是医生，于是在旅游大巴上就开始便迫不及待地向我咨询已经困扰了她很多年的尿频问题。原来，她每天晚上至少要起夜两三次，而且每次起夜之后，想要再一次入睡就非常困难了，所以，她觉得晚上自己从来没有睡过一次好觉。而且最让她受不了的是，她总是要出差，如果坐飞机还好，但是坐火车，她一次一次地往厕所跑，别提多尴尬了，她真恨不得把厕所带在身边。

我听完了她的描述，感觉她的问题还是比较严重的，就询问她有没有看过医生，她很老实地说没有。因为她觉得尿频并不是一种病，因为这点小事去看医生，真的不划算。其实“我自己也是吃了不少补肾的药，因为很多人说尿频是因为肾虚，所以我想也可能是因为肾虚的缘故吧。”

其实，这位女士所说的这些话还是具有一定的代表性，现在很多人都会把尿频和肾虚扯在一起。当然，肯定有一些人的尿频也确实和肾虚有一定的关系，但是我们不能够说尿频的原因就是一定是肾虚，因为并不是所有的尿频都与肾虚有关。

中医认为，尿频大多是因为阴盛阳衰，摄纳无权，脾虚气弱、血行淤滞导致的。《黄帝内经》中记载：“膀胱者，州都之官，津液藏，气化则能出矣。”要是膀胱的气化功能出现失调，那么人体的水道也会出现问题，从而导致尿便更加频急，淋漓不尽。

脾是气血化生的源头，脾气健运，则气血生化有源，膀胱的气化功能也才能够正常发挥；脾虚则气虚下陷，以至于膀胱的固摄能力减弱，约束无力，小便就变得更加频繁，而且量少。所以，假如能够疏通气血的阻滞，那么就非常有利于缓解尿频。正所谓“气血乃一身之本，淤滞则百病丛生，畅通就病疾自去”。

这位女士还告诉我，她的小便清长，大便稀溏，我让她张嘴，我看了看她的舌苔，淡而薄白，脉象缓弱，而且她的面色也不太好，这些都是因为脾气不足而导致的。

针对她的这种情况，我教给她了一套甩手功，让她每天做两次，每一次 10 分钟以上。做法是：将头摆正，身体站直，双手自然下垂，两脚分开，与肩同宽，双眼平视，自然呼吸。之后两手同时向前，或向后甩动，身体也要随着双手自然地前后摆动。向后甩的时候，大脚趾用力抓地，力发于腰，作用于手，落于脚跟，此时人的身体重心也就会随着身体的摆动而在脚底前后移动。

这种甩手、摇手等有节律的运动，可以将手脚的经脉完全调动起来，有效促进气血在体内的正常运行，从而达到通经脉、活气血、强五脏、壮筋骨、平阴阳的目的，那么最终就可以有效缓解尿频的状况了。

不仅如此，在平时我还让她每天都要喝一些芡实糯米粥。首先把芡实和糯米按 1 ： 2 的比例搭配，如果有条件的话，一天三顿都喝，那样效果更好。

芡实味甘性平，入脾、肾、胃经，滋补强壮、补中益气、固肾涩精、补脾止泻、益肾止渴、开胃进食、助气培元；糯米性温、味甘，入肺、脾经，具有补虚、补血、健脾暖胃、止汗等功效。

就在两周之后，我接到了这位女士的电话，她感觉自己尿频情况已经好了，问我还有没有必要继续吃下去。我告诉她，可以继续吃几天看看，食用量可以稍微减少一些。

结果没过几天，这位女士非常高兴地对我说，“我觉得自己现在的病全部都好了，我这次打电话不是向你询问病情的，而是特意来感谢你的。”我听着她如此开心的声音，心中也是替她高兴。

可是过了半个月的时间，这位女士的电话又打来了：“医生，不知道怎么回事，前几天出差，我的尿频毛病又犯了。”我一听，就知道她应该是心理太过于紧张了，特别是在每次睡觉的时候总是想着晚上会不会来小便，结果就真的来了，而且是一发不可收拾。

她自己也觉得是这样，心理上总是想证实自己的病是不是完全康复了，结果反而越来越糟。我随即告诉她说，尿频也是有生理性和病理性的，精神紧张或者是环境出现变化，都有可能会造成尿频，而睡觉之前的心理暗示，就成为她尿频的主要原因。

就这样，从这之后，这位女士听从了我的建议，克制自己不去想这件事情，还是转移注意力，每天都做一些甩手功、尽量多喝芡实糯米粥，之后，她的尿频毛病就再也没有出现过。

肾，直接关系到一个人的“性福生活”，所以，只有把肾养好了，才能让你对自己的身体更加自信。

肾气充足，骨质才不疏松

人一旦上了年纪，身体状态和年轻人是没有办法相比的。我们经常说要坚持锻炼，但是对于老年人而言，运动一定要适可而止，量力而行，不然的话，如果超过了身体的负荷，不仅无法达到强身健体的目的，反而会对身体造成一定的伤害。

而且需要特别注意的是，老年人不能做大运动量的爬楼梯锻炼，那样很容易对关节造成损伤，特别是对患有骨质疏松症的老年人，影响更加严重。

现如今，经常会听到“人老了，腿脚就不利索，经常会腰酸背疼腿抽筋”这样的一些话。其实，这就是骨质疏松的典型表现，那么对于这样的老年朋友们应该怎么办呢？相信大家想到的肯定就是补钙。这一点是没有错的，虽然补钙是解决骨质疏松的一个非常好的方法，但是它却不能够解决全部的问题。

我曾经在出诊时遇到过一个老人，他在几年前就已经有了骨质疏松症，当我问及他患病原因的时候，他自己也非常疑惑。因为他家里面的生活条件是非常不错的，可以说每天都会喝骨头汤，所以对于自己患上了骨质疏松症，他也觉得不可思议。

其实，这位老人是进入了一个认识的误区，认为只要进补什么，我们的身体就不会缺少什么。但是，这其中有一个非常重要的问题被我们给忽略了，那就是老年人对于钙质的吸收问题。

到了后来，通过进一步的了解，我才知道这位老人在平时喜欢抽烟、喝酒，而这也就能够解释他为什么会缺乏钙了。

因为酗酒会造成胃肠道黏膜的损伤，将严重影响到胃肠对于钙、磷及维生素 D 的吸收。与此同时，酗酒对于肾脏所产生的损害，也会让肾脏对于钙、磷的吸收能力出现降低。另外，吸烟还有可能会引起肝肾的损害。正是因为吸烟导致了脏器的损害，造成了脏器对于钙质的吸收能力降低，所以他才会患上了骨质疏松。

对于骨质疏松的病人，我经常会给他们开一些调理脾胃、促进吸收的药物，与此同时还建议他们要多喝一些牛奶，禁烟戒酒，并且积极参加适合自己的户外活动，多晒太阳。

我记得还有一次，也是一位患骨质疏松症的病人在我们医院进行诊断，在吃了一个疗程的药之后，来复诊的时候非常不高兴，原来他说自己的症状不仅没有减轻，反而还变得更加严重了，甚至发病的时候都没有办法走路。我听完之后，心中也是一惊，赶紧对他的身体进行了一番复查，我发现，不管是从诊脉，还是从身体的状态方面来看，他的症状已经有了明显的好转，但是为什么他却感觉更加难受了呢？

我翻看了他的病历发现，这位患者是因为肾精不足导致的骨质疏松，肾主骨生髓，换句话说就是肾藏精，精生髓，髓养骨。肾气足，肾精充实，骨髓化生才会有源头的保障，骨骼也才会变得坚固，强健有力；如果是肾气不足，肾精亏虚，那么就会造成骨髓乏源，骨骼失养，脆弱无力。

这位老人前来就诊的时候，我就发现，58 岁的人看起来居然像快 70 的人了，头发稀疏，牙齿也没有几颗了，而且步履蹒跚，腰酸背疼腿抽筋，反应有一些迟缓，而且记性很差。

我记得当初给他开了滋阴、补肝肾的熟地、龟板、山萸肉、菟丝子、白芍；温阳益精、养筋润燥的锁阳、鹿胶；泻火清热的黄柏、知母，强腰膝、健筋骨的牛膝；温中健脾的山药、陈皮、干姜，以及益精明目的枸杞等药物。

除此之外，我反复嘱咐他一定要合理安排饮食，在平时多吃一些含钙、磷、维生素和蛋白质丰富的食品，当然，适当的运动也是必不可少的，只有适当锻炼身体，才可以调节全身的代谢，从而改善骨骼的血液循环。

这些药方都是非常对症的，那么问题到底出在了什么地方呢？

后来，我仔细询问了他在服药期间的饮食、起居以及身体、精神状况。从他的描述中，我发现他是按照我当初的嘱咐去做的，生活也非常有规律，而且每天按时服药，饮食也很清淡，平时注意补钙。

经过这样的一番详细了解，我迷惑了，按照理论而言，看他的病情应该大为好转才是，这个时候，他说了下面这段话："我每天早晨为了能够身体，特别是锻炼腿脚，我现在天天出门都不坐电梯了，而是一直走楼梯上下楼。"

这就是一个很严重的问题了，由于楼梯的垂直角度非常大，爬楼梯的时候上升下降的速度快，运动的负荷是非常大的，单腿支撑整个身体，对于已经患有了骨质疏松症的老年人而言，无疑是雪上加霜，膝关节将会遭受更大的创伤，而且和走平地相比，爬楼梯的时候，只要每发一次力，都会对关节造成损伤，时间一长，就会增加膝部乃至腰背的疼痛感，很容易诱发关节炎。

因此，我可以断定，这位老人的病情已经好转，但是由于不恰当的运动造成的疼痛让他产生了自己的病情再一次加重的错觉。

既然已经发现了原因，那么对于治好这位老人的疾病就有了很大把握。我在之前的药方当中又放入了治疗关节痛的地龙和秦艽。除了按时服药之外，这位老人康复的关键是要选择合适的锻炼方式，比如散步、打太极拳等，并且在刚开始的时候可以时间短一些，之后再慢慢增加，这样一来，就可以逐渐恢复身体的健康了。

防早产流产，多补肾气

在国家推行计划生育的前提下，优生优育成了一个大问题。所以很多的准妈妈准爸爸非常重视孩子的健康，花样繁多的胎教用品让人目不暇接。一旦怀孕，便将诸多的教育用品搬回家，恨不得自己有一个天才宝宝。当然，这样做是可怜天下父母心。但是有一个非常关键的问题容易被忽视，那就是对准妈妈的心理调节。

因为是第一次生孩子，所以准妈妈们会对生孩子有一种分娩的恐惧，提心吊胆，特别是预产期将至的时候，惶惶不可终日。殊不知，假如这些不良的情绪不能及时地调节，对孩子的出生会有非常大的影响。要不然，在物质生活非常丰富的今天，怎么还会有那样多患有多动症、自闭症等先天性疾病的孩子呢?

从中医的角度来看，这些并不是很奇怪的，在怀孕期间，假如不能及时地稳定情绪，孩子很可能先天发育不良。金代著名医生张从正在其著录的《儒门事亲》中讲:“如妇人怀孕之日，大忌惊忧悲泣，纵得子，必有诸疾。”意思就是妇女在怀孕期间，不能有太大的情绪波动，否则即使可以让孩子出生，也会带有各种各样的疾病。

在《黄帝内经·素问·奇病论》中也讲到了胎病之说:“此得之在母腹中时，其母有所大惊，气上而不下，精气并居，故令子发为巅疾也。”由此可知，胎病的说法在几千年前就有了，所以现在的人对怀孕非常注意。即使家境条件不是很好，但是在子女孕育的问题上，也是一点也不含糊的。

万全是明代著名的医学家，在其撰写的《育婴家秘》中的《胎养以保其真篇》中讲到:“自妊娠之后，则须行坐端严，性情和悦，常处静室，多听美言，令人诵读诗书，陈说礼乐。”这里的意思非常明白，在怀孕期间一定要注意孕妇的情绪平稳，包括胎教。可能有的人觉得这些东西并不具体，甚至觉得是胡闹，不切实际。但事实并不是这样的，与吃喝一样，情绪良好也是孕育出一个健康婴儿不可少的条件。胎儿在母体中，全部依靠母体的气血供养，这当中，饮食处于最为重要的地位，这一点大家都知道。但是，如果情绪波动的幅度非常大，必然会影响气血的正常的供应，而在《黄帝内经》中讲:“大惊卒恐，则气血分离，阴阳破散。”在如此的情绪下，胎儿又如何能得到正常的营养供给呢？营养不充足的话，生长发育就会出现问题。在《黄帝内经》中讲“恐伤肾”，也就是说，在所有的不良情绪中，恐惧是最伤害肾气的。假如准妈妈在怀孕期间受到惊吓、产生担忧或者恐惧，肯定会造成肾气的不足或是紊乱。如果滋养胎儿的先天之本是不充足的，那么生下来的孩子很可能就会出现智商一类的问题。

万全在《胎养以保其真篇》中还讲道：“儿在母腹中藉母五脏之气为养也，苟一脏受伤，则一脏之气失养而不足矣。”说的就是情绪的影响。可是准妈妈们是第一次怀孕，生育怎么会不紧张，不害怕呢？曾记得我妻子在怀孕期间，每天都非常惶恐不安，提心吊胆的，即使我这样对女性的心理变化有一些研究的差点也被弄得崩溃，更不要说那些不明白的人。因为恐惧是最伤害肾气的，所以，在怀孕期间，除了需要了解一些有关生育、分娩的知识，减少生育的恐惧之外，还需要补肾气，让肾精充足。只有让肾精充足，才能从根本上减少妊娠病的发病概率。补充肾精的方法非常多，但是由于妇女在怀孕的特殊时期，所以不能随便用药。在这里向大家介绍一道粥品：黑米莲子粥。由于这样的食品性味平和，所以不存在辩证治疗的问题。我的一位朋友在怀孕期间，家境并不是很好，吃不起什么滋补品，天天就拿这道粥当作是点心吃。到现在她还是非常怀念这道粥，经常提起。当然，孩子的健康与粥的关系很大，我的这位朋友的妻子和孩子现在非常健康，一些小孩子多发的疾病，在他的孩子身上几乎没有发生过。每天早晨可以将这样的粥当作早餐，也可以当作下午茶的甜点，既不会影响到食用正餐，还能起到滋阴补肾的作用。做法非常简单，方法如下：到超市买一些莲子、黑米和冰糖，每天取一些黑米和少许的莲子，先将这两种食材泡上四个小时，接着一起放入锅中煮，煮的时候应该先用武火将粥煮开，然后改用文火慢熬，然后放入一些冰糖就可以食用了。

黑米是产妇以及体质虚弱者最佳的滋补品。其中的道理非常简单，对中医有了解的人都会知道，“黑色入肾，肾为先天之本，肾气足则精力充沛”。黑米既有营养价值又具药用价值，民间俗称黑米为“药米”“月家米”。

情绪对于人体的影响，古人在很早以前就意识到了。所以，在中国传统的养生法则之中，非常重要的一点就是调节心志，处处要求“精神内守”。其实，这二者之间是互相扶持的，身体虚荣虚弱了，精神也会出现涣散；精神萎靡了，也会影响到身体的健康。而孕妇的负担更重，既要保持自己的身体健康，还要顾及腹中的胎儿，所以在怀孕时，甚至在做好怀孕准备的时候，就应该了解怀孕方面的知识，做到有备无患，生出一个健康活泼的宝宝。

心肾不交易耳聋

周六下午，难得有一个清闲的周末，我正聚精会神地坐在电脑前面玩围棋！但是突然 QQ 的对话框动了起来，点开一看，原来是一位在国外的亲戚，说她公司的同事最近状况不是很好，这段时间耳朵总是嗡嗡作响，最开始是左耳，总是听到有电波一样的杂音，后来又总感到耳边有小虫在鸣叫。开始没放在心上，以为是最近太劳累造成的，可这段时间，右耳朵也开始有声音。到医院做检查，说没有什么大碍，自己会好。他的这位同事对中医非常感兴趣，希望能从中医上找到治疗的方法。

他的这位同事与我进行视频聊天，对着电脑，看到他的舌苔很红，并且对我说，他最近感到腰部非常凉，而且心情非常不好，手心发热，口干舌燥，晚上经常失眠，不知道是哪里出了问题。从他的症状来看，很明显是心肾不交而引起的失眠，并伴有耳鸣的症状。五心烦热，口干舌燥，舌苔发红，都是肾水亏虚火过盛；水火不济，心阳偏亢，自然会心神不宁。而肾主骨，肾阴亏虚，脑髓没有得到充足地滋养，难怪会出现失眠健忘、头晕耳鸣的症状。

而且，腰为肾之府，肾阴亏虚，没有得到滋养，腰自然会发酸。所以，辨证施治，一定要将火回落于肾，以火温肾水；肾水交际于心，从而压制心火，让水火相交，互相制约，以起到水升火降的作用，其实最简单的原理就是让心肾相交。让心肾相交的方法很好，除了在前面讲到的以手搓脚心，在这里给大家再介绍一种外敷肚脐的方法，用起来很简单，而且对身体没有任何害处。用肚脐贴的是交泰丸，这种方法来自于《韩氏医通》的下卷。交泰丸的主要原料是肉桂和黄连，我们都知道，肉桂性热、有温补的作用，肉桂辛热以温肾阳，黄连是极其苦寒之药，黄连性苦有清心火的作用。

我这个亲戚的同事从来没有听说过敷贴的治疗方法，抱着怀疑的态度治疗了几天，就发现自己的身体有了明显的好转，不但失眠的症状消失了，情绪也稳定了下来，工作起来更加顺利。他把疗效告诉了我，心情也非常激动。说前段时间在工作上出了纰漏，报表的数据有了点差错，心情不是很好，工作上总是有问题，没想到也会影响到他的身体。现在可好了，身体康复了，现在工作起来也顺心多了，真是时来运转啊。

用交泰丸敷肚脐眼治疗心肾不交的原理，主要的作法就是将一定量的黄连末和肉桂末用蜂蜜调和，搓成药丸，并敷于肚脐眼，可以起到阴阳相接，心肾交合的作用，所以这个药丸叫作交泰丸。这是治疗心肾不交而引起疾病的首选治疗方法。

每天的晚上，将交泰丸放入肚脐眼内，然后用纱布盖好，用医用胶带粘好，每晚更换一次。一般情况下，三天就可以见到治疗效果，坚持一个星期，就可以彻底治愈。

看着这位美国朋友洋溢着幸福的笑脸，我的心情也非常高兴。人生一向都是这样的，当你的心情起了变化，这种变化就会影响到你的身体，影响到五脏。而五脏受伤也会反过来影响情绪，从而造成恶性循环，引起一连串的负面反应。假若保持一个好心情，你解决了其中的一个问题，顺带着也会将其他的问题解决掉。

冬主闭藏，养肾的同时要防寒

到了冬季，万物凋零，进入到睡眠状态，这个季节，自然界处在闭藏状态，人体内阳气也处于潜藏状态。因此，冬季养生最注重一个

“藏”字。人体阳气闭藏后，体内新陈代谢速度就会变慢，这个时候一定要依靠身体原动力——“肾”发挥其巨大功效，以维持正常的生理活动，使之同自然环境相适应。冬季时，肾脏机能正常，能够有效调节身体机能变化，否则，会因新陈代谢失调出现一系列疾病。所以，冬季养生之重点为“养肾防寒”，应当注意以下几点。

精神调养：不光是在环境上保持安静，也要学会调节起伏不平的情绪，当处于激动、紧张、焦虑、不安、抑郁等状态时，应该以理智恢复心中的平静。同时，在冬季还应该防备季节性的情感失调症的发生。所谓季节性情感失调症，是指一些人到了冬季以后及就习惯性地进入情感失调、懒散贪睡、浑浑噩噩的状态，并且每到冬天都如此。这种情况多发生在青年身上，尤其是女性。预防的方法就是多晒太阳，这是最好的调节情绪的方法。

饮食调养：在冬季的饮食养生当中，主要是以“藏热”为主，就是让身体储存足够的热量，因此，冬季最宜食用的食物有羊肉、鹅肉、狗肉、鸭肉、核桃、萝卜、白薯、栗子等。同时，最好应遵守“少食咸，多食苦”的原则，因为冬季为肾经旺盛之时，肾主咸，心主苦，咸味食物吃得太多，会让原本就非常亢的肾水更旺盛，进而减弱心阳力量。因此，冬季要适当多吃些苦味食物，以助心阳。冬季饮食忌黏硬、生冷，因为此类食物容易导致脾胃阳气受损。

冬季起居应当注意以下几点：

首先，穿衣服时要与体表、体外温度配合，衣服内层和皮肤间最适宜的温度为32℃～33℃，这样的温度能够让皮肤觉得非常舒适，可以缓解外界冷空气的刺激。其次，应当做好双脚的防寒保暖工作。我们的脚心和心脏间的距离最远，血液供应少而慢。所以，脚皮层温度最低。

从中医的角度上说，脚底受寒，就会影响到脏腑健康，易导致腹泻、月经不调、阳痿、腰酸腿疼等症。其三，冬季时开窗换气利于身体健康。其四，不可蒙头睡觉，冬季蒙头睡觉容易由于缺氧而出现胸闷气短。其五，夜间不能憋尿，冬夜漫长，长时间憋尿，有毒物质会堆积，容易诱发尿道炎、膀胱炎等。

有句话说得好："冬天动一动，少生一场病；冬天懒一懒，多喝药一碗。"从老一辈人总结的经验中我们也能看出，冬季要多参加户外体育锻炼，让我们的身体可以在寒冷中得到锻炼，帮助人体加速心跳，加深呼吸，增强新陈代谢和免疫力，帮助人体处在健康状态。

中年"节能减排"，延迟衰老的良方

如果用一年四季代表我们的人生，那么中年就应该为秋季。在自然界，冬季即将到来之前，也会有一些自然现象出现，比如树叶凋落，气温开始下降。这个时候大家就应该注意防寒保暖，注意添加衣物。

人到中年以后，当感觉到怕冷、容易疲劳、睡眠时间短的情况的时候，就意味着生命的冬天就要来了。这时应注意保暖、适当地加强锻炼、节制房事，以顺应身体变化。当人的肾气虚的时候就会表现出上述症状，所以要保养好身体，为自己的老年储存能量。

人随着肾气的逐渐旺盛而发育，直到成熟，然后又随着肾气的逐渐衰竭而走向死亡。《黄帝内经》上说人体衰老的原因是由于“肾气衰，精气亏”。书中认为“肾气有余，气脉常通”是长寿最重要的条件。当女人到了35岁，男人到了40岁左右的时候，人的肾气就会逐渐衰弱。比如，肾主骨生髓，所以随着肾气的衰弱，骨骼也会变得越来越脆弱，并且记忆力也会逐渐下降……

肾气的衰老是一种自然现象，是人力不可逆转的，但是，我们可以通过加强锻炼、养精蓄锐的方式来延缓衰老。我们可以把肾比作是一个仓库，它里面储存着生命活动所需的基本物质，这些基本物质并不是取之不尽用之不竭的，而是时时刻刻都在消耗，当仓库里的物质消耗完了，我们的生命也就结束了。人到了中年以后，仓库里的东西已经用去了一半，如果懂得节制，省着点儿用，那么就会比那些肆意挥霍的人用得更长。这样一来，就可以保证身体的其他器官有充足的能量去工作，从而起到了延缓衰老的作用。

不管一个人年轻的时候有多放纵生活，到了中年以后，都应该好好固肾精、养肾气，懂得节制与保养。平时要保证充足的睡眠，减少房事；在饮食方面，要注意营养的摄取，可以多吃一些富含蛋白质、维生素和钙质的食物，比如各种肉类、蛋类、奶制品、海产品等，还要少吃甜食和动物脂肪；除了补充营养之外，还要进行适当的运动，增强体质。虽然中年是一个向衰老过渡的时期，但是只要保养得好，就可以把应该在40岁就出现的肾气衰弱现象推迟到50岁以后。

有的中年人由于肾气不足，会出现腰膝酸软、冷痛，头昏耳鸣，头发早白，记忆力减退等症状时，可以吃些核桃仁糖。具体做法是：准备核桃仁和黑芝麻各250克，红糖500克。先把黑芝麻和核桃仁炒香备用，然后把红糖溶化后煮沸，再用小火熬成黏稠状，然后向锅里加入核桃仁和黑芝麻，边加边搅拌。在瓷盘上涂上一层薄薄的食用油，将刚才搅拌好的原料一起倒入盘子中。等到晾凉以后用刀切成小块，然后放在瓶子里密封保存。每天早、晚各吃一次，一次吃 3 块。

需要注意的是，核桃温补肾阳的功效比较强，很适合肾阳虚弱的人食用。对于平常人来说，不适合多吃，食量把握在每天五六个就好。另外，核桃的火气大，含有较多的油脂，吃多了容易出现上火和恶心等症状。

第九章

工作再忙，运动不能少

每日运动不断，常年身康体健

楼下的王小姐非常“信服”养生理论，每天都会翻阅各种有关养生的书籍。但是因为文化水平有限，也闹了不少笑话，让人啼笑皆非。

她的身体倒是很健康。但是让他们家里人发愁的是，她每个月都要住医院进行全面检查，不是发烧就是感冒。做了身体检查，并没有发现什么异常情况。

她开始认为是自己营养不良，于是就购买了各类滋补品。几个月后回来，我看了她的精神反而不如以前，所以我就问了王小姐的具体情况。

“你的身体没有什么问题，就是最近你自己折腾的！”我说道。

“是吗？”她的态度显然是不相信，每天补充各种营养品，怎么是错的。一脸茫然地看着我，像是寻求答案。

我笑着说：“不靠医，不靠药，天天锻炼最见效。”虽然医疗水平越来越高，很多疑难杂症都已得到根治，但是要保证基本的身体健康，就必须注重锻炼。医学研究发现，一个人如果每天拿出 40 分钟进行锻炼，很多疾病都能得到预防或者控制，从而让我们远离那些补品。

锻炼的形式有很多种，我们应该从自身的实际情况出发，选择最适合自己的。

对于身体状况良好、没有任何疾病的人，不妨进行有氧运动。像慢跑、骑自行车、跳绳、游泳等，都是很好的运动方法（但是应该根据自身情况进行锻炼）。

对于那些心脏病人和身体有些弱的人，并不适合采用有氧方式锻炼。他们最好在室内做一些简单的活动，比如说打太极拳、做广播操、跳交谊舞、举哑铃、握握力器等。但是对于那些高血压、严重心脏病患者，最好不要进行体育运动。

应该选择恰当的锻炼时间，最适合锻炼的时间段为下午。因为在这段时间内，人的精力最充沛，是比较适合锻炼的。对于上班族来说，这个时间段是锻炼效果最佳的时候，若条件达不到，最好是将锻炼时间调换到晚上，这个时候，整天的事情都已经做完了，大脑处于最放松的状态，此时进行锻炼不仅可以缓解疲劳，而且能够将脂肪燃烧，具有一定的减肥效果。

另外，不少人习惯在早晨进行锻炼，需要注意的是，晨练没有必要花费太长的时间。因为早上八九点钟的时间，人体血压会持续增高，如果晨练时间过长，就会对身体造成不利影响。

此外，锻炼的时候，应该特别要注重一些问题。比如锻炼的时候，不要低头凹胸；动作幅度不要过大，以免发生损伤；运动必须要适量，特别要注意冬季的防寒保暖。

还有，必须长期坚持锻炼。"天天锻炼最有效"，我们强调的关键问题就是坚持。因为运动有可逆性，若是在中途停止，就会极大地降低锻炼功效，甚至极有可能出现反弹的事情。所以，必须应该长期坚持，不能半途而废。

为了保持坚持锻炼的积极性，我为大家提供以下建议：

1. 为自己添置一双舒服一点的运动鞋。穿上舒服的运动鞋，让你更具有运动的想法，而且有助于锻炼。

2. 最好自己制定一个奖惩制度。如果自己完成任务，可以给自己一点小小的奖励，比如说买点自己喜欢的东西。反之，就是少吃那些自己爱吃的食物。

3. 对于运动缺乏自觉性的人而言，最好找一个同伴进行监督。

4. 帮助自己设立一个小一些的目标。锻炼必须循序渐进，“不要把弓拉得太满”。

5. 可以在日历上标记自己运动的日期，将每天都能完成的任务全部记录下来，完成了就在上面做上一个标记，等你做到一个月的时候，心中的情感自然是不一样的，激励自己继续锻炼。

江苏有一位普通的农民，出生的时候个子非常小，他 6 岁的时候还无法正常走路。正是这样一个先天禀赋不足的人，在学会走路之后，就已经有了长跑的习惯，并且参加了很多大型的马拉松比赛。他从 2004 年起，到多地参加马拉松比赛，而且都能拿到较好的名次。

2009 年，这位农民在芬兰举行老将田径运动会上（参加此次比赛的人岁数都在 45 岁至 49 岁之间），他的名次也进入了前 10 位。

如今这位农民，已是将近 60 岁的人，他每天还是保持长跑的习惯，而且走路仍然是健步如飞，胜似年轻人。对于这位农民而言，长跑运动，已经成为他生活中的一种习惯。

跑步是一种较为常见的运动方式，它不仅方便、简便，而且可以提高我们的抗病能力。《健康谚》中讲：“天天练长跑，年老变年少。”也就说明了练习跑步对于延缓衰老的作用。

长跑是一项锻炼全身机能的运动，它能塑造完美的肌肉形象。对于青年而言，长跑可以加速血液循环，提高供应骨细胞营养物质的能力，促进骨骼的生长发育。对于老年人来说，可以延缓骨骼的衰老速度，对老年性骨关节病症可以起到一定的控制、防治作用。

坚持长跑，还能让我们的心肺功能得到提高。根据研究表明，经常参加长跑的人心肌功能都要强于普通人。另外，在跑步的过程中，也是锻炼我们心脏承受能力的一种方式。一般人，当心脏跳动过快时，就会产生到头晕、心慌、气喘等症状，而经常参加长跑的人，这种情况就有明显的改善。

经常长跑，对于我们的肠胃也有一定的益处。跑步运动可以加快肠胃蠕动，增加消化功能。人体消化功能增强，才会有欲望品尝更多的食物，让身体更加健壮。

另外，长跑还能够锻炼人的毅力，培养人克服困难的决心。对于女性朋友而言，长跑有助于调节月经，减少妇科疾病的发生概率。

长跑也并非是随意的，在长跑的时候有很多问题需要注意，否则也会给身体造成完全没有必要的伤害。

长跑的时候，应保持一个正确的姿势，最好不要低头凹胸。长跑时，要采用正确的呼吸方法，呼吸的时候最好采用口鼻结合的方式。在呼吸频率控制上，一般采用两步或者三步一呼或者一吸的方法，若是不采用正确的呼吸方法极容易引起胸闷、胸头晕等。长跑的时候，最好给自己选择一双舒服一点的鞋子。如果鞋子不合脚，也是对脚部的一种伤害。长跑之后不要马上停下来休息，最好有一段慢跑的过程。

最初进行锻炼时，不能一次跑太长的时间，要做到循序渐进。可以在前一天的基础上增加一些运动量。此外，要根据自身的身体条件，确定自己所跑的距离。长跑锻炼需要坚持，否则也会降低其效果，一般来说，最好每周运动3次，如果一周只运动一次，或者几个月跑一次，即使跑的距离再长，也起不到任何效果。

长跑虽然有很多的好处，但并不是每个人都适合长跑的。比如说一些患有哮喘、心脏病、骨质疏松症的人就不适合以长跑的方式进行锻炼。

职场人，不可懒

2011年夏天，一位好朋友来访，他平时也喜欢研究养生之道。在聊天的时候，他说起了一件比较古怪的事。他上个月休年假，假期总共是10天，于是他决定好好休息一下，就在家里看看报纸、电视。可是没待两天，浑身就不自在，感觉骨头像要散架一样。他担心自己是否还能继续正常的工作。假期过去后，他投入了正常的工作之中。奇怪的是，上班之后那些奇怪的症状全都没有了，甚至精神更足了。

其实说起来这一点也不奇怪，因为“若要健康，不可懒”。经过最近几年的走访，我发现那些活过百岁的老人都是很勤奋的，虽然年龄已经很大了，但仍然忙里忙外，并且忙得不亦乐乎。他们都在运动中获得了长寿。

朋友因为休年假，想要彻底放松一下，于是就“懒”了下来，什么运动都没有了，他整天待在家里，很少出门，无事可做，这样闲的时间长了，肢体得不到活动，血液运行得比较慢，在增加了心脏的工作量的同时，还引发了其他问题。这种问题的解决办法其实很简单，那就是勤运动。

青年人工作压力大，假期贪“懒”，也不如以前灵活。这种变化对我们的心理上造成一定的影响，让人感觉自己身体情况在下降，对于外界环境的适应能力也会削弱，甚至信心都会下降，从而加快人体衰老的速度。进行适当的运动和锻炼，能够保持手脚灵活、动作灵敏，能够保持充足的体力以及良好的精神状态，在一定程度上起到抵抗衰老和保持身体健康的作用。

对于现在的年轻人和中年人来说，需要增加运动量。青壮年是社会发展的主要力量，不过现在他们的健康状况实在令人担忧。很多人在上班期间要长时间地对着电脑，下班出门时坐车，回到家以后往往是坐在沙发上看电视等，就这样周而复始，“坐”成了他们每天生活中保持时间最长的状态。由于缺乏运动，他们身体的很多器官得不到活动和锻炼，血液循环下降，很多病就会接踵而至，衰老也会提前到来。一天到晚总是坐着的人，在看电视或者玩电脑的空当，最好多站起来活动活动，舒筋活血，既减缓了疲劳感，又起到了延缓衰老的作用。

大家平时在逛街或者遛弯的时候，可以适当练习倒步走，这样对于小脑有一定的保健作用，不仅如此，还能够提高人体的协调性和灵活性。需要注意的是，练习时要讲究正确的方式，保持上身自然正直，眼睛平视。当右腿进行支撑时，左腿要屈膝后摆下落，先前脚着地，然后慢慢过渡到全脚着地。在这个过程中身体的重心也从右腿移动到左腿，然后右腿屈膝后摆下落，完成刚才同样的动作。两个手臂随着退步进行自然地摆动。对于运动量而言，倒步走的长度在 600 ～ 1000 米为好。

常运动，骨头硬

小王是一个普通的上班族，但是有一天，我看他走路变得一瘸一拐的，脚上还打着石膏。

“哟！你的腿怎么了？受伤了吗？”我问。

“别提了，我昨天晚上回家上楼的时候崴了一脚，没想到这样就骨折了。”小王唉声叹气地说。

“那你没有去医院检查一下吗？”

“我已经去医院检查了，那个医生说我是骨质疏松的症状，但是我的年纪还是这么轻，怎么就会患有这种病呢！”

“那你平时的运动量是不是非常少啊？”

“我现在的工作非常忙，怎么会有运动的时间啊！”小王的脸上满是愁容。

有一句老话是这样说的：“常运动，骨头硬。”其中阐述的就是这个道理。这是因为在运动的时候，血液的循环速度也会加速，这样骨骼就会吸收更多的营养，同时也会变得更加的健壮。另外，经常性的运动，韧带也会加强，关节的活性也会变得更加的灵活。骨细胞的生长，可以让骨骼在生长过程中钙化，这样骨骼就会变得更加的坚硬。

现代社会中，交通工具非常的发达，这样很多都市人的运动时间就越来越少了。出门有公交车，上楼有电梯，甚至连吃饭的时候都会叫外卖。尤其是现在的很多女性，减肥总是靠节食，而不是靠运动，这样在将身体中的脂肪减掉的同时，骨骼也会变得更加脆弱了。据统计，现在有三分之一的女性患有骨质疏松，大多都是因为她们不爱运动。

进行体育锻炼是保持骨骼健康最主要的方法。经常锻炼可以减少身体内骨质的流失，还可以使骨质的密度增强。让骨骼更加的坚硬，那么就要在儿童和青少年的时期做好准备，主要是因为我们的骨骼有一个长期生长的过程，在 40 岁以前都属于生长状态，在 40 岁以后，人的激素水平逐渐下降，这样就导致骨质的加速流失，骨骼也就变得越来越脆弱。

可以增加骨密度增强骨质的运动方式有很多，例如，跳跃、步行、举重、慢跑、跳舞、健美操等。其中最有效的提高骨密度的方式就是跳跃，这种运动非常简单。因为人在跳跃的时候，肌肉能够逐渐进行收缩，这样就会刺激骨膜，促进了骨细胞的增长。并且在进行跳跃的时候，还会增强骨骼韧带的韧性，也能对骨骼的韧带起到一定锻炼作用。据研究，坚持每天上下跳跃，一年以后，骨质就能得到增强。另外，跳跃运动较为简单，不需要花费金钱，对于每个年龄段的人都很适合，人们可以根据自身的实际情况，坚持每天跳跃几十下。

当然，想要让自己的骨骼保持在健康的状态，不仅仅是靠运动就可以的，还需别的方面的共同作用。首先，就要让身体中有足够的钙质，在人体中，钙质主要在骨骼和血液中，如果人的身体中没有足够的钙质，那么在运动的时候，就会从骨头中索取一定的钙质，那么骨头中的钙质就会大量流失，骨质疏松的症状也就出现了。所以我们在日常的生活中，要多吃一些钙质比较高的食物，经常喝牛奶和豆浆。

另外，在补钙的同时，也要多晒一晒太阳，因为紫外线与皮肤中的镁物质会结合成维生素D，帮助人体中钙物质的吸收。如果人体中缺乏维生素D，那么钙质的吸收就是非常难的，即使补充了再多的钙也于事无补。因此，补充维生素D对人的骨骼是非常有帮助的。

另外，还要经常吃一些水果蔬菜，因为蔬菜中含有大量的钾和镁。这些物质对骨骼都有强健的作用。

跑跑跳跳浑身轻，不走不动皮肉松

小张是一个非常爱美的女性，但是她生完了孩子之后，身体上就出现了很多的赘肉，原本的漂亮的衣服现在都变得很瘦，穿不进去了。于是她想要减肥——节食减肥，但是孩子才出生，还处于母乳期，因此节食对孩子和大人都不是很好。于是她也想去减肥中心，但是刚出生的婴儿根本就离不开她。为此，她非常烦恼。

但是没想到几个月以后再看见小张，她却变得非常苗条，精神状态也变得很好。

有些人就忍不住问她：“小张，你吃了什么牌子的减肥药？身材怎么恢复得这么快？”

“我哪有吃什么减肥药啊？我就是等孩子睡着了之后，就在家里来回跑跑跳跳的，没想到这样几个月下来以后，竟然瘦了这么多，我的皮肤也变得紧实了。”

“跑跑跳跳浑身轻，不走不动皮肉松”，这句话的意思就是经常跑跑跳跳会让身体变得非常灵活，让人有一种非常轻盈的感觉，另外，因为长期的运动，皮肤也会变得更加紧实。

对于青少年和儿童来说，跑跑跳跳是一项很好的运动。科学表明，经常跑跳可以增进孩子的成长。这是因为青少年正是长身体的时候，经常运动，可以刺激骨骼的生长，从而有利于青少年的成长。并且要是经常跑跑跳跳的话，可以使肌肉组织得到锻炼，随着肌纤维不断变粗，肢体也就会变得更加强壮。

天气好的时候，经常带孩子做一些跑跑跳跳的运动，这样不仅可以锻炼筋骨，还可以经常照射到紫外线，产生维生素 D，促进身体中钙质的吸收，也就会加速孩子的成长。当然，想让自己的孩子长高，也可以适当地引导孩子做运动，还要注意要给孩子增加营养，经常给孩子吃一些含钙高的食物。

对于老年人来说，经常跑跑跳跳，可以锻炼骨骼的组织，让骨骼变得强壮，可以预防骨质疏松以及骨质坏死的疾病。另外，在跑跑跳跳的同时，人体会吸收氧气，然后呼出二氧化碳，这样就可以锻炼呼吸机能，有利于身体中各项机能的增加。

虽然跑跑跳跳是一项非常好的运动，能够使人们的身体得到很好的锻炼，但是还有一些注意事项，在运动完成之后，一定要记得拉伸小腿。很多女性不想锻炼的原因，就是怕经常锻炼，会让自己的小腿变粗，这样就会影响自己身体的美观。因为小腿附近的肌肉非常的敏感，经常跑跑跳跳，小腿部的肌肉就会变得坚硬，如果不能够及时的拉伸，那么就会演化成“萝卜腿”。但是在运动之后，能够及时地将小腿拉伸，那么肌肉就会变松，这样就可以避免小腿变粗。

此外，跑跳运动的活动量是非常大的，并且每一个人的心脏和肺的机能是不一样的，所以跑跳运动的时间要根据自己的身体状况而定。若是运动的时间太长，那么就会出现头晕眼花的症状。如果出现了这种症状，千万不能够马上就停下来休息，应该缓慢地运动。

在做运动的时候，也没有必要一定要找一个运动的场所，在家里就可以完成，很多运动都是非常简单的，只要你想运动，那么就可以随时享受运动给自己带来的快乐。

良医就是自己，勤在腿脚

小张的工作越来越忙，运动量就一点点地减少了，他的身体却一天天地胖了起来。于是大家就经常和小张开玩笑，说他现在越来越富态了。但是小张听了之后，并不在意，一笑了之。

但是，小张最近觉得自己经常会出现胸闷、想吐的症状，有时候甚至还会出现肢体麻木的症状。并且越来越健忘，经常刚做完的事情，一会儿就忘记了。家里的人就带他去医院做检查，医生说他患了高脂血症。造成这种病症的主要原因就是肥胖，建议他赶快减肥。

因为小张身体太胖了，做不了特别剧烈的运动，于是小张想要节食减肥，但是这一个月下来，不但自己没减掉多少，胃还饿出了毛病。

于是小张就来找我，问我能不能帮他减减肥，我询问了下小张的情况，建议他每天走路一个小时，并且要少吃多餐。

也许是肥胖给他带来的影响太大了，小张这次对自己的锻炼是非常有信心，三个月他就瘦了 10 千克，并且血脂也下降了不少。现在小张依旧是每天坚持走路，他说，只要有一天不走路，那就会觉得没有精神。

有一句话是这样说的：“最好的医生是自己，最好的运动是步行。”走路对人体的健康是有很大的帮助的。

走路也是最安全的一项运动，有规律的走路可以增进脑部血液的循环，并且能够很好地降低血压和血脂。经常步行，还能够增强腿部肌肉的功能，有效地预防骨质疏松。中年人坚持散步还可以有效地改善大脑，防止患阿尔茨海默症等疾病。

但是需要注意的是，走路是一个循序渐进的过程，在刚刚开始的时候，不可以走得太快，等时间长了，就可以慢慢地加快速度了。上班族最好就是每天坚持走一次或者是两次，每次走半个小时，这样对身体也是非常好的。

另外，在走路的时候，要保持自己的心情愉快，调整好自己的呼吸，尽量让自己全身放松，有时候也可以一边听音乐一边散步。

对于肥胖的人来说，他们的身体条件是有局限性的，因此在走路的时候不要迈太大的步子，每分钟六七十步就可以了。步行的距离也不要拉得太快，自己的身体觉得舒服就可以了，运动量太大就会给身体造成伤害。

在当今社会，我们的生活节奏也在逐渐地加快，很多人都抱怨自己没有运动的场地，其实，他们不知道，走路就是这一种很好的运动方式。例如下班的时候就可以走路回家；上楼的时候爬楼梯；吃完晚饭后可以去公园散散步；在休息的时候，可以到郊外去散散步。

腿不能不动，学着向后退

天热的时候，在吃完了晚饭以后，很多人喜欢出来乘凉。

一个夏日的晚饭后，我去了体育场，体育场上的人非常多，看来强身健体已经深入人心了。在跑道上，有很多的人，有些人在慢跑，有些人在快走，还有一些人倒着走。

“爸爸，那边的阿姨为什么要倒着走啊？”有一个小女孩拉着爸爸的手问道。

“这位阿姨是在锻炼身体呢！”

“但是倒着走也能锻炼身体吗？”

“是的。”

“那为什么我们不倒着走呢？爸爸我也想倒着走。”小女孩叫道。

“大人倒着走好，你是……你还是小孩子，用不着倒着走。”这个中年人支支吾吾地说。

倒着走确实对身体是有好处的，有一句老话是这样说的：“要得腿不废，走路往后退。”可以看出倒着走的好处是非常多的。

“后退走”也可以叫作“倒走”，就是身体向后退，缓慢地向前行走。在走路的时候，膝盖要伸直，头也要略微的向后仰，提起胸膛，自然呼吸，双手握拳，自然下垂，随着身体的走动前后自然地摇摆。

在倒着走路的时候，腰身伸直，身体也略微的向后仰，这样腿和背部就会承受很大的动力，使这些很少得到锻炼的部分也就会得到了锻炼。有些人现在经常在办公室伏案工作，长时间的工作之后，就会觉得腰酸背疼，没有精神。如果在休息的时候，能够经常锻炼着倒着走，那么身体的疲劳症状就会大大地减轻。

青少年有时候因为坐姿不正确，年纪轻轻就有驼背的毛病。如果能够坚持倒着走，那么就可以很好地预防这种疾病的发生。

随着年龄的增加，人体中的各个器官也正在逐渐地衰竭，很容易出现慢性的腰腿疼，长期倒走，就会减缓这种疼痛，并且长期倒着走，还可以锻炼小脑，防止小脑萎缩。

当然，倒着走的好处虽然很多，但还是要注意很多的问题，这样就可以避免不必要的危险。

首先，在倒着走的时候要选择安全的地点。这是因为倒着走的时候眼睛不能看后方，所以在选择场地的时候，一定要选择安全的地方。不可以在车辆很多的地方，那样就会非常危险。住在城市中的居民，可以选择公园中或是偏僻的体育场。农村的话就更方便了，可以在宽敞的野地里，这样不仅可以多锻炼身体，还可以呼吸到新鲜的空气。

其次，在倒着走的时候，还要注意走路的节奏，不可以走得太快，因为容易跌倒。

再次，在倒着走的时候，不可以一直都看后面。那样不仅不会达到预期的锻炼效果，还很容易损伤脊椎。在刚刚学习倒着走的时候，因为害怕会摔倒，所以会向后看，这也是可以理解的。以后习惯了之后就要尽量不向后看，时间长了，就可以行走自如了。

另外，倒着走因为节奏非常慢，所以非常适合大众，对于高血压和冠心病的患者也是非常好的运动方式。但是对于一些人来说，要注意锻炼的时间和距离。

伸伸懒腰，放松全身肌肉

伸懒腰能够健美解乏、活动筋骨、放松脊柱、伸展腰部。并且，伸懒腰的动作能够让人体胸腔器官对心、肺产生挤压，利用心脏充分运动，将更多氧气供给至各个组织器官。并且，上肢、上体活动可以将更多含氧血液输送至大脑，让人更加清醒。

伸懒腰能够将全身大部分肌肉收缩，持续几秒钟后，将淤积、停滞血液赶回心脏，提升血液循环量，进而改善血液循环。这个动作能够让颈部血管顺利地将血液输送至大脑，让大脑得到充分滋养，进而消除疲劳、提升精神。伸懒腰的过程还可增加吸氧量，呼出大量二氧化碳，加速人体新陈代谢过程。伸懒腰还能够让全身肌肉，特别是腰部肌肉，在规律伸缩过程中得到平衡，慢慢地强壮起来，预防腰肌劳损。伸懒腰的过程还可纠正脊柱过度弯曲，保持身型。

通常情况下，我们会将伸懒腰看成是懒惰的表现。实际上，伸懒腰对身体健康是非常有好处的。对于长期坐在椅子上工作、学习的人来说，长时间弯腰、低头，身体得不到活动，流进脑部的血液不能顺畅，时间久了，大脑、内脏器官活动会受限制，导致新鲜血液供应不足，废物不能及时排出，进而产生疲劳。

伸懒腰的过程中，很多人都会再配合打个哈欠，头向后仰，双臂向上举。这样做有很多好处，首先，流进头部的血液量会增加，使得大脑得到充分滋养；其次，伸腰后仰的过程中，胸腔可以得到扩张，心、肺、胃等器官功能被很好地改善，血流更畅通，不但能够提供足量的营养物质，废物也可被及时排出。此外，伸懒腰的过程中，扩胸动作能够多吸入些阳气，以提升体内新陈代谢过程，提高大脑、其他脏器工作效率，缓解疲劳感。

中国有句古话："春困秋乏"，春季暖暖的阳光会让人产生睡意，尤其是下午，工作或学习久了，就会觉得疲乏，此时伸个懒腰，立刻就会觉得非常舒服、精神倍增。即便不疲劳的时候伸个懒腰也是很舒服的。

伸懒腰是有一定技术含量的，进行过程中应当尽量舒展身体，伸直四肢，全身肌肉用力。伸展的过程中，应用力吸气；放松的过程中，应当尽量松弛全身肌肉，用力呼气，这样才能获得更好地锻炼效果。对于老年人来说，常做上述动作，能够增加肌肉、韧带弹性，延缓衰老。

养生虽在动，动过则损

我的外甥前几天在打球的时候受伤了，去医院检查了之后才发现并没有伤筋动骨，只是肌肉组织因为长时间的运动受了点轻伤。以后生活注意调养一下就可以了。

这个周末，外甥写完了作业之后又准备出去玩。

“你的腿不是已经受伤了吗？怎么还要去打球？”我问道。

“没事，这就是一点小轻伤，无所谓的。”他非常不在乎地说道。

“那样是不成的，虽然运动对身体是非常好的，但是也不能长时间地运动，尤其是在身体还没有完全康复的时候，你还是不要运动的好。”我说道。

“养生在动，动过则损。”运动虽然对身体是非常好的。尤其是现在这种现代化的社会，生活的质量提高了，那么体力的运动就会变少了，很多人的体质都是缺乏运动的。据调查，全球肥胖症和冠心病增加的原因，很大一部分是因为长期不运动。

缺乏运动的危害是非常大的。首先，经常不运动会导致智商下降，这是因为，经常运动会使脑部的血液循环，如果经常静止不动，那么就会对人体血液循环造成一定的影响，大脑的血液就会减少，因此就会造成智力的下降。其次，不运动会导致人体肥胖，还会引起人的情绪化，若是长时间处于这种状态，那么就会造成抑郁症。

经常运动的确是对人体有一定的好处，但是运动也要适量，否则，不仅不会给自己的身体带来健康，还会损害自己的身体。根据调查，很多运动员的寿命并不是很长，就是因为过度的锻炼对他们的身体造成了一定的损害，因此就造成了身体中某些器官的老化，所以就影响了这些人的寿命。

很多人在刚刚开始运动的时候，情绪是非常高涨的，希望马上就会有效果出现，因此就不管自己的身体条件的局限性，肆意地运动，结果这样不仅仅会损伤自己的身体，还会影响以后的锻炼情绪。另外，哮喘和贫血的症状有些也是因为过度运动造成的。

那么怎样锻炼才是正常的呢？因为人体的条件不同，所以选择哪种运动方式也是因人而异的。专家们经过研究得出，正常人一般每星期锻炼三次或者是五次。以前没有锻炼，刚开始锻炼的人，一般就要循序渐进，不可以过度地锻炼。可以在刚开始的时候少锻炼，然后逐渐增加到三次到五次。

锻炼的时间也是有规定的，一般人要 20 分钟左右，这样才能够达到消耗脂肪的作用。所以说，我们在锻炼的时候，要大于 20 分钟，但是不能够超过一个小时，避免身体发生过度疲劳等症状。因此，一般人的运动时间最好就是 20 分钟以上，一个小时之内。

另外，运动中还有一些注意事项。

首先，在运动完之后，不可以立刻就蹲下来休息。有些人因为锻炼很累了之后，就会立刻蹲下来休息一会，这样是不可以的。因为人在大量的运动之后，立刻就将身体蹲下，那么肢体的血液就会下流，进而就会影响全身的血液循环。静脉血管里面就会积攒大量的淤血，心脏就会因为缺血，出现恶心呕吐等症状。所以，运动之后马上蹲下来是不正确的，而是要站在原地活动一下筋骨，做一些深呼吸的运动。

其次，在运动完之后，不可以淋冷水浴。很多人在夏天运动过之后，会出很多汗，于是就很想淋冷水澡，但是这样也是不可以的。运动之后，人体的毛孔就会全部打开，这样病毒就很容易侵蚀到人体中，如果立刻就淋冷水，那么就会引发感冒发烧等疾病。

再次，运动完了以后，不可以大量喝水。也有很多的人在剧烈的运动之后，就会觉得口渴，因此就觉得自己的身体中缺水，就会饮用大量的水。其实这样的做法也是不正确的。大量地饮水会造成身体中盐分的流失，影响新陈代谢的平衡，就会让人出现呕吐等现象。

运动可以说是加强身体机能的好的方法，但是，如果运动的方法不适当，也会损害我们的机体，因此，我们要学会合理的运动。